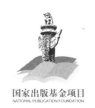

国家出版基金项目
NATIONAL PUBLICATION FOUNDATION

「十三五」国家重点图书出版规划项目

中医古籍名家点评丛书

总主编◎吴少祯

元·朱彦修◎撰

沈 成◎点评

局方发挥

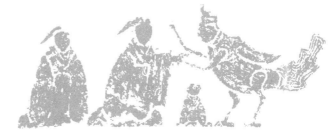

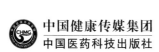
中国健康传媒集团
中国医药科技出版社

图书在版编目（CIP）数据

局方发挥／（元）朱彦修撰；沈成点评 . —北京：中国医药科技出版社，2021.8
（中医古籍名家点评丛书）

ISBN 978 - 7 - 5214 - 2654 - 0

Ⅰ.①局…　Ⅱ.①朱…②沈…　Ⅲ.①方书 - 中国 - 元代　Ⅳ.①R289.347

中国版本图书馆 CIP 数据核字（2021）第 142293 号

美术编辑　陈君杞
版式设计　南博文化

出版　**中国健康传媒集团** | 中国医药科技出版社
地址　北京市海淀区文慧园北路甲 22 号
邮编　100082
电话　发行：010 - 62227427　邮购：010 - 62236938
网址　www. cmstp. com
规格　710 × 1000mm $^1/_{16}$
印张　6 $^3/_4$
字数　96 千字
版次　2021 年 8 月第 1 版
印次　2021 年 8 月第 1 次印刷
印刷　三河市万龙印装有限公司
经销　全国各地新华书店
书号　ISBN 978 - 7 - 5214 - 2654 - 0
定价　**19.00 元**

获取新书信息、投稿、为图书纠错，请扫码联系我们。

◉ | 出版者的话

中医药是中国优秀传统文化的重要组成部分之一。中医药古籍中蕴藏着历代名家的思维智慧与实践经验。温故而知新，熟读精研中医古籍是当代中医继承、创新的基石。新中国成立以来，中医界对古籍整理工作十分重视，因此在经典、重点中医古籍的校勘注释，常用、实用中医古籍的遴选、整理等方面，成果斐然。这些工作在帮助读者精选版本、校准文字、读懂原文方面发挥了良好的作用。

习总书记指示，要"切实把中医药这一祖先留给我们的宝贵财富继承好、发展好、利用好"，从而对弘扬中医药学、更进一步继承利用好中医药古籍提出了更高的要求。为此我们策划组织了《中医古籍名家点评丛书》，试图在前人整理工作的基础上，通过名家点评的方式，更进一步凸显中医古代要籍的学术精华，为现代中医药的发展提供借鉴。

本丛书遴选历代名医名著百余种，分批出版。所收医药书多为传世、实用，且在校勘整理方面已比较成熟的中医古籍。其中包括常用经典著作、历代各科名著，以及古今临证、案头常备的中医读物。本丛书致力于将现有相关的最新研究成果集于一体，使之具备版本精良、校勘细致、内容实用、点评精深的特点。

参与点评的学者，多为对所点评古籍研究有素的专家。他们学验俱丰，或精于临床，或文献功底深厚，均熟谙该古籍所涉学术领域的整体状况，又对其书内容精要揣摩日久，多有心得。本丛书的"点评"，并非单一的内容提要、词语注释、串讲阐发，而是抓住书中的主旨精论、蕴含深义、疑惑谬误之处，予以点拨评议，或考证比勘，溯源寻流。由于点评学者各有专擅，因此点评的形式风格也或有不同。但其共同之点是有益于读者掌握、鉴识所论医籍或名家的学术精华，领会临床运用关键点，解疑破惑，举一反三，启迪后人，不断创新。

　　我们对中医药古籍点评工作还在不断探索之中，本丛书可能会有诸多不足之处，亟盼中医各科专家及广大读者给予批评指正。

中国医药科技出版社

2017年8月

余序

作为毕生研读整理、编纂古今中医临床文献的一员，前不久，我有幸看到张同君编审和全国诸多相关教授专家们合作编撰《中医古籍名家点评丛书》的部分样稿。感到他们在总体设计、精选医籍、订正校注，特别是名家点评等方面卓有建树，并能将这些名著和近现代相关研究成果予以提示说明，使古籍的整理探索深研，呈现了崭新的面貌。我认为这部丛书不但能让读者系统、全面地传承优秀文化，而且有利于加强对丛书所选名著学验主旨的认识。

在我国优秀、靓丽的文化中，岐黄医学的软实力十分强劲。特别是名著中的学术经验，是体现"医道"最关键的文字表述。

《礼记·中庸》说："道也者，不可须臾离也。"清代徽州名儒程瑶田说："文存则道存，道存则教存。"这部丛书在很大程度上，使医道和医教获得较为集中的"文存"。丛书的多位编集者在精选名著的基础上，着重"点评"，让读者认识到中医药学是我国优秀传统文化中的瑰宝，有利于读者在系统、全面的传承中，予以创新、发展。

清代名医程芝田在《医约》中曾说："百艺之中，惟医最难。"特别是在一万多种古籍中选取精品，有一定难度。但清代造诣精深的名医尤在泾在《医学读书记》中告诫读者说："盖未有不师古而有济于今者，亦未有言之无文而能行之远者。"这套丛书的"师古济今"十分昭著。中国医药科技出版社重视此编的刊行，使读者如获宝璐，今将上述感言以为序。

中国中医科学院
余瀛鳌
2017年8月

目录 | Contents

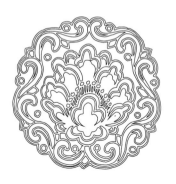

全书点评 ·· 1

〔质疑《局方》之由〕 ······························· 1

〔《局方》治诸风门〕 ······························· 4

〔《局方》治一切气、痰饮、诸虚门〕 ··········· 14

〔《局方》治积热、痼冷门〕 ······················· 33

〔《局方》治泻痢门〕 ······························· 37

〔《局方》诸汤门〕 ·································· 45

〔《局方》治妇人诸疾门〕 ·························· 47

附录 ·· 52

方名索引 ·· 87

全书点评 | ◉

　　《局方发挥》为元代名医朱震亨所撰，成书于 1347 年。该书的撰写、刊刻与流传在中国医学史上有着重要意义。《四库全书总目提要》所谓"医之门户分于金元"，其重要标志之一即"丹溪之学与宣和局方之争"。

一、成书背景

　　朱震亨（1281—1358），字彦修，浙江义乌人，因世居丹溪，学者尊称其为丹溪先生。《太平惠民和剂局方》（以下简称《局方》）自南宋高宗绍兴二十一年（1151）颁行以后，"官府守之以为法，医门传之以为业，病者持之以立命，世人习之以成俗"。"至震亨《局方发挥》出，而医学始一变也"。丹溪因《局方》"集前人已效之方，应今人无限之病"，无异于"刻舟求剑，按图索骥"；又因《局方》以"一方通治诸病"，却"别无病源"，且"勉其多服、常服、久服"，故作《局方发挥》以补偏救弊。全书分为 7 个部分，预设 31 条问题，逐一进行解答并分析利害，体现了丹溪辨证论治的精神，并阐发了其学术思想。

二、主要学术思想

1. 阳有余阴不足论

丹溪根据《素问·阴阳应象大论》"年四十，而阴气自半也，起居衰矣"，以及《素问·太阴阳明论》"阳者，天气也，主外；阴者，地气也，主内。故阳道实，阴道虚"，再加之"五行之中，惟火有二；肾虽有二，水居其一"，提出了阳有余阴不足论。丹溪在阐述人体生理功能时提出："天之阳气为气，地之阴气为血。然气常有余而血常不足"。因此在论述妇人疾病时指出："妇人以血为主，血属阴，易于亏欠。若非善调摄者，不能保全也"。

在具体病症上，"口鼻出血""白带、头风、气痛、膈满、痰逆、口干、经水不调、发脱、体热"等，均是阳有余、阴不足的表现。如果阴气极度不足，甚至会导致"阴先亏而阳暴绝"的危症。

在具体治疗上，或用四物汤加减来养血滋阴，或用八珍汤加减来双补气血。至于"阴先亏而阳暴绝"的危症，丹溪则用灸气海穴和下人参膏的方法来大补元气。

2. 相火论

丹溪受周敦颐《太极图说》"太极动而生阳"的启发，提出"火内阴而外阳，主乎动者也，故凡动皆属火"。又由于中国传统文化推崇君主无为而治，具体措施由宰相实施，"因其动而可见"，丹溪故将之命名为"相火"。

由于"太极动而生阳"，故人体的生理功能离不开相火。"天非此火不能生物，人非此火不能有生"。但如果相火妄动，则会产生各种疾病，所谓"诸火病，自内作"。

而相火妄动多由饮食劳倦、情志过极所致。"又有脏腑厥阳之火，五志之动，各有火起"，"相火易起，五性厥阳之火相煽，则妄动矣"。

由于情欲而导致的相火妄动，最后会损伤肺、脾，进而导致痿证。而与肺、脾相表里的大肠、胃均为阳明经，故曰"治痿独取阳明"。

3. 阳升阴降论

丹溪指出："气为阳宜降，血为阴宜升，一升一降，无有偏胜，是谓平人"，"阳往则阴来，阴往则阳来，一升一降，无有穷已"。由于阳盛阴虚等原因导致阴阳升降失常，有升无降，或血随气上，导致口鼻出血；或火随气上，引起呕吐、膈噎、痰饮、翻胃、吞酸等病症。

4. 亢害承制精辨证，调气行血疗滞下

丹溪为刘守真再传弟子，故其深受河间医学理论的影响。

某些真热假寒证因为亢害承制的原因，火极似水，医者极易被其表象所误导。丹溪却能通过四诊合参而直抵病源。或用三黄丸治病求本，或在祛痰以使阳气通达全身之余，再用防风通圣散去麻黄、大黄、芒硝，加当归、地黄，表里双解的同时仍不忘顾护阴液。

此外，刘河间对于治疗滞下的"气行而血止，行血则便脓自愈，调气则后重自除"等论述，对丹溪的用药有着指导意义。其用药多以四物汤为底方，辅以陈皮等行气药、白术等补气药。

5. 反对《局方》制药以俟病

丹溪强调治病必求其本，"病之有本，犹草之有根也"，而"《局方》别无病源议论，止于各方条述证候"，"制药以俟病"，欲以"一方通治诸病"，"集前人已效之方，应今人无限之病"，非但不能临机应变达到"君子随时取中之妙"，反而是"刻舟求剑，按图索骥"。如至宝丹、灵宝丹"治中风不语，治中风语涩。夫不语与语涩，其可一例看乎……治大肠风秘，秘有风热，有风虚，曾谓一方可通治乎"；再如润体丸等30余方，"其为主治甚为浩博，且寒热虚实，判然迥别，一方通治，果合经意乎？果能去病乎"；又如神仙聚宝丹，"胎前产后，虚实不同，逐败养新，攻补难并，积块坚癥，赤白崩漏，

宜于彼者，必妨于此，而欲以一方通治乎"。

此外，《局方》还将泻痢与滞下相混同，"实实虚虚之患，将不俟终日矣"。

由此可见，《局方》不加辨证而用一方通治多病，其危害匪浅。

6. 反对《局方》滥用香燥药物

宋人喜用辛香燥热的药物，甚至以这类药物制成饮料，时时饮用。然而滥用香燥药物之后，以火济火，"香辛升气，渐至于散；积温成热，渐至郁火"。

此外，丹溪还阐发了利用丹药降气的机制："气郁为湿痰，丹性热燥，湿痰被劫，亦为暂开，所以清快。丹毒之发，偏助狂火，阴血愈耗，其升愈甚"。由此可见，这种治疗方法无异于饮鸩止渴，丹溪可谓洞见。

三、学习要点

1. 注意本书的体例

本书以上海中医药大学图书馆所藏明刻本《局方发挥》为底本，日本宽永四年刻本《局方发挥》为校本。丹溪在行医前曾师从朱熹四传弟子许谦，研习理学，学医时又师从刘完素再传弟子罗知悌，且旁通东垣、戴人两家学说，故其在撰写《局方发挥》时大量引经据典，遣词用字亦时有较为生疏的词汇。因此该点评本标明了引文的出处，并对影响阅读理解的字词进行了注释，以便读者了解丹溪的学术来源。如丹溪的引文与原文有出入，本书在编写时不做更改，于注释中加以说明。

文中的点评部分对《局方发挥》原文中的重点、难点进行了简要分析，并对部分丹溪的观点进行了探讨。

《局方》既为当时所熟知，故丹溪在行文中或用简称，或合多方为一。然而现今学者对《局方》已有生疏感，为方便阅读，本书末附录了相关的《局方》方剂内容，使读者可知丹溪放矢之的。书末又增加了方名索引，便于检索。

《局方发挥》原无目录，正文也无标题，为便于读者阅读，本书于正文相关处增加了标题，外括六角符号"〔〕"，以示区别，并重新编制了目录。

2. 注意本书的局限性

《四库全书简明目录》评价《局方发挥》时说："古之医家各明一义而已，其分别门户以相攻者，则自此书始"。而此风一开，后世医家"每著一书，必痛诋前贤，以为立名之地"（周学海《读医随笔》）。

《局方》本为"熟药"，即成药所设。后世医家贪图简便而机械套用成药，不思权变，更值得批评。而对待《局方》则应实事求是，才能做出客观公正的评价。

金无足赤，丹溪在本书中有少数错误，如将《礼记》中"天产作阴德"记作"阳德"并加以阐发。后世医家却不加核实而径直引用，此与宋元间庸医泥于《局方》之学有何二致？唯有辩证地理解丹溪的理论，才不负其著写《局方发挥》之初心。

3. 注意结合既往医经与丹溪的其他著作

传统上认为丹溪师承刘完素一派，并兼通东垣、戴人两家学说。然而在《局方发挥》中我们可以发现，丹溪对仲景医术极为熟稔，而其所谓的"经曰"，除了《内》《难》《伤寒》《金匮》外，还有孙思邈、李东垣等前人的著作。

此外，《局方发挥》本为批判《局方》所作，其中的病案较少，但是这些病案基本都散在于丹溪的其他著作中。

因此，本书虽已针对以上两点列出了相应的引文，但仍希望读者能参阅相关著作，一方面了解丹溪的医学理论来源，一方面学习丹溪的治疗方法。

《局方发挥》原文不足 1.5 万字，现点评及注释已逾 1.5 万字，附录《局方》的相关药方的名称、主治、组成、药物剂量等近 2 万字，可谓"注过半"，望读者有"思过半"之感。囿于水平及能力，漏点、错校之处在所难免，还望方家不吝指正。

沈成
2020 年 10 月

局方发挥

金华朱彦修撰

〔质疑《局方》之由〕

《和剂局方》之为书也，可以据证检方，即方用药，不必求医，不必修制，寻赎见成丸散，病痛便可安痊，仁民之意可谓至矣！自宋迄今，官府守之以为法，医门专之以为业，病者恃之以立命，世人习之以成俗。然予窃有疑焉。何者？古人以神圣工巧言医。又曰：医者，意也。以其传授虽的①，造诣虽深，临机应变如对敌之将，操舟之工，自非尽君子随时取中②之妙，宁无愧于医乎？今乃集前人已效之方，应今人无限之病，何异刻舟求剑，按图索骥？冀其偶中也难矣！

或曰：仲景治伤寒，著三百一十三方；治杂病，著《金匮要略》

---

① 的(dì第)：明显，明白。
② 取中：采取合适、恰当的行为。恐出自《孟子集注·离娄章句》："嫂溺不援，是豺狼也。男女授受不亲，礼也；嫂溺援之以手者，权也。"朱熹释："权，秤锤也，秤物轻重而往来以取中者也。权而得中，是乃礼也"。

二十有三门。历代名方，汗牛充栋，流传至今，明效大验显然耳。目今吾子致疑于《局方》，无乃失之谬妄乎？

予曰：医之视病问证，已得病之情矣。然病者一身血气有浅深，体段有上下，脏腑有内外，时月有久近，形志有苦乐，资禀有厚薄，能①毒有可否，标本有先后；年有老弱，治有五方②，令有四时；某药治某病，某经用某药，孰为正治反治，孰为君臣佐使，合是数者，计较分毫，议方治疗，贵乎适中。今观《局方》，别无病源议论，止于各方条述证候，继以药石之分两，修制药饵之法度，而又勉其多服、常服、久服。殊不知一方通治诸病，似乎立法简便。广络原野，冀获一兔，宁免许学士③之诮乎？

【点评】"广络原野"语出许叔微《类证普济本事方》："若用群队之药分其势，则难取效。许嗣宗所谓譬犹猎不知兔，广络原野，冀一人获之，术亦疏矣。须是认得分明是何积聚，然后增加用药，不尔反有所损"。按，许嗣宗即唐代名医许胤宗，宋时避宋太祖赵匡胤讳，改称嗣宗。其原文为"夫病之于药，有正相当者，唯须单用一味，直攻彼病，药力既纯，病即立愈。今人不能别脉，莫识病源，以情臆度，多安药味。譬之于猎，未知兔所，多发人马，空地遮围，或冀一人偶然逢也。如此疗疾，不亦疏乎"（《旧唐书·方技列传·许胤宗传》）。

① 能：通"耐"。《素问·阴阳应象大论》："阳胜则身热……能冬不能夏。阴胜则身寒汗出……能夏不能冬。"
② 治有五方：当为《素问·异法方宜论》中砭石、毒药、灸焫、九针、导引按跷 5 类治法。
③ 许学士：南宋医家许叔微。《四库全书总目提要》："医家谓之许学士。宋代词臣率以学士为通称，不知所历何官也。"

许胤宗与许叔微均讽刺庸医不懂药性，靠滥用药物以求起效。而丹溪则讽刺庸医墨守成规，不懂随证加减变化。两者有本质性差异，读者不可不察。

仲景诸方，实万世医门之规矩准绳也，后之欲为方圆平直①者，必于是而取则焉。然犹设为问难，药作何应，处以何法。许学士亦曰：我善读仲景书而知其意，然未尝全用其方②。《局方》制作将拟仲景耶？故不揣荒陋，敢陈管见，倘蒙改而正诸，实为医道之幸。

① 方圆平直：谓正确的治疗方案。语出《孟子·离娄章句》："圣人既竭目力焉，继之以规矩准绳，以为方圆平直，不可胜用也"。

② 许学士亦曰……用其方：遍寻《类证普济本事方》《伤寒发微论》《伤寒百证歌》《伤寒九十论》，均未见此言。《中国医籍考》引陈振孙曰："《伤寒歌》三卷，许叔微撰。凡百篇，皆本仲景法。又有治法八十一篇，及《仲景脉法三十六图》《翼伤寒论》3卷、《辨类》5卷，皆未见。"则"许学士亦曰……用其方"恐出自上述亡佚之书。待考。

〔《局方》治诸风门〕

今世所谓风病，大率与诸痿证袞同①，论治良由《局方》，多以治风之药通治诸痿也。古圣论风论痿，各有篇目，源流不同，治法亦异，不得不辨。按《风论》：风者，百病之长，至其变化，乃为他病。又曰善行数变②，曰因于露风③，曰先受邪④，曰在腠理⑤，曰客，曰入，曰伤，曰中。历陈五脏与胃之伤，皆多汗而恶风。其发明风邪系外感之病，有脏腑、内外、虚实、寒热之不同，若是之明且尽也。别无瘫痪、痿弱、卒中、不省、僵仆、喝斜、挛缩、眩晕、语涩、不语之文。

新旧所录治风之方凡十道，且即至宝丹、灵宝丹论之曰：治中风不语⑥，治中风语涩⑦。夫不语与语涩，其可一例看乎？有失音不语、有舌强不语，有神昏不语，有口禁不语，有舌纵语涩，有舌麻语涩。治大肠风秘，秘有风热，有风虚，曾谓一方可通治乎？又曰：治口鼻血出⑧。夫口鼻出血皆是阳盛阴虚，有升无降，血随气上，越出上窍。法当补阴抑阳，气降则血归经，岂可以轻扬飞窜之脑、麝，佐之

---

① 袞同：即"滚同"，混同、混合。
② 善行数变：语出《素问·风论》："风者，善行而数变"。
③ 因于露风：语出《素问·生气通天论》："风客淫气……因于露风，乃生寒热"。
④ 先受邪：语出《素问·评热病论》："汗出而身热者，风也……巨阳主气，故先受邪"。
⑤ 在腠理：语出《素问·风论》："外在腠理，则为泄风"。
⑥ 治中风不语：谓至宝丹，《局方》原文作"疗卒中急风不语"。
⑦ 治中风语涩：谓灵宝丹，《局方》原文作"治中风手足不仁，言语謇涩"。
⑧ 治口鼻血出：谓至宝丹。

以燥悍之金石乎？又曰：治皮肤燥痒①。经曰：诸痒为虚②。血不荣肌腠，所以痒也。当与滋补药以养阴血，血和肌润，痒自不作。岂可以一十七两重之金石，佐以五两重之脑、麝、香、桂，而欲以一两重之当归和血，一升之童便活血，一升之生地黄汁生血③？夫枯槁之血果能和而生乎？果能润泽肌肉之干瘦乎？又曰：治难产死胎④。血脉不行，此血气滞病也。又曰：治神魂恍惚⑤，久在床枕⑥。此血气虚病也。夫治血以血药，治虚以补药。彼燥悍香窜之剂，固可以劫滞气，果可以治血而补虚乎？

润体丸等三十余方，皆曰治诸风，治一切风，治一应风，治男子三十六种风。其为主治甚为浩博，且寒热虚实，判然迥别，一方通治，果合经意乎？果能去病乎？龙虎丹、排风汤俱系治五脏风，而排风又曰风发，又似有内出之意。夫病既在五脏，道远而所感深。一则用麻黄三两⑦，以发其表；一则用脑、麝六两⑧，以泻其卫。而谓可以治脏病乎？

【点评】排风汤主治"风虚冷湿，邪气入脏"等，故云"五脏风"。其中又有"肝风发""心风发"等五脏风发，故云"风发"。

---

① 治皮肤燥痒：谓灵宝丹，《局方》原文作"或痹袭皮肤，瘙痒如虫行"。
② 诸痒为虚：语出《素问玄机原病式》："或云痛为实，痒为虚者，非谓虚为寒也，正谓热之微甚也"。
③ 岂可以……生血：谓灵宝丹。
④ 治难产死胎：谓至宝丹，《局方》原文作"难产闷乱，死胎不下"。
⑤ 治神魂恍惚：谓至宝丹。
⑥ 久在床枕：谓灵宝丹。
⑦ 一则用麻黄三两：谓排风汤。
⑧ 一则用脑、麝六两：似谓娄金丸。查考《局方》，娄金丸正在龙虎丹之前，恐丹溪误记。且龙脑天麻煎中龙脑、麝香共计12两，摩挲圆中龙脑、麝香则共计8两，娄金丸非用量最大者。

龙虎丹中虽然有"肝风""脾风""肺风""肾风",然另有"胆风"乃至"头风""刺风""痛风"等诸风13条,故不可仅仅认为龙虎丹治五脏风等脏病。

借曰:在龙虎,则有寒水石一斤以为镇坠;在排风,则有白术、当归以为补养。此殆与古人辅佐因用之意合。

吁!脏病属里而用发表泻卫之药,宁不犯诛伐无过之戒乎?宁不助病邪而伐根本乎?

骨碎补丸治肝肾风虚,乳香宣经丸治体虚,换腿丸治足三阴经虚。或因感风而虚,或因虚而感风。既曰体虚、肝肾虚、足三阴经虚,病非轻小,理宜补养。而自然铜、半夏、威灵仙、荆芥、地龙、川练、乌药、防风、牵牛、灵脂、草乌、羌活、石南、天麻、南星、槟榔等疏通燥疾之药①,居补剂之大半,果可伤以补虚乎?

七圣散之治风湿流注,活血应痛丸之治风湿客肾经。微汗以散风,导水以行湿,仲景法也。观其用药,何者为散风,何者谓行湿,吾不得而知也。

【点评】七圣散有独活、防风以散风,萆薢、牛膝以行湿;活血应痛丸有威灵仙以散风,苍术以行湿。丹溪批驳欠当。

三生饮之治外感风寒、内伤喜怒,或六脉沉伏,或指下浮盛,及痰厥气虚,大有神效。治外感以发散,仲景法也;治内伤以补养,东垣法也,谁能易之?脉之沉伏浮盛,其寒热、表里、虚实之相远②若

---

① 此句自然铜至地龙5味药物出自骨碎补丸,川练至草乌6味药物合并之前的威灵仙出自乳香宣经丸,羌活至槟榔5味药物出自换腿丸。"川练"即"川楝"。

② 相远:差异、差距大。

水火然，似难同药。痰厥因于寒，或能成功；血气虚者，何以收救？已上①诸疑，特举其显者耳，若毫分缕析，更仆未可尽也。姑用置之忘言。

【点评】《局方》三生饮条原文作"治卒中昏不知人，口眼㖞斜，半身不遂，咽喉作声，痰气上壅。无问外感风寒，内伤喜怒……兼治痰厥、气厥，及气虚眩晕"。丹溪此处省文。

三生饮药用一两生南星，半两生附子，半两生川乌，一分木香，《局方》用如此毒性药物而不做充分辨证，实属孟浪。

或曰：吾子谓《内经·风论》主于外感，其用麻黄、桂枝、乌、附辈将以解风寒也，其用脑、麝、威灵仙、黑牵牛辈将以行凝滞也。子之言过矣！

予应之曰：风病外感，善行数变，其病多实少虚，发表行滞，有何不可？治风之外，何为②又历述神魂恍惚、起便须人、手足不随、神志昏愦、瘫痪𢽾曳③、手足筋衰、眩运倒仆、半身不遂、脚膝缓弱、四肢无力、颤掉④拘挛、不语、语涩、诸痿等证，悉皆治之？

考诸《痿论》，肺热叶焦，五脏因而受之，发为痿躄；心气热，生脉痿，故胫纵不任地；肝气热，生筋痿，故宗筋弛纵；脾气热，生肉痿，故痹而不仁；肾气热，生骨痿，故足不任身。⑤

---

① 已上：同"以上"。
② 何为：为什么。
③ 𢽾曳（duǒ yè 躲叶）：摇曳，此指肢体抽动等症状。
④ 颤掉：抖动，摇动。
⑤ 此段由《素问·痿论》中上下文化裁而来。

又曰：诸痿皆属于上①。谓之上者，指病之本在肺也。又曰昏惑，曰瘛疭，曰瞀闷，曰瞀昧，曰暴病，曰郁冒，曰矇昧，曰暴喑，曰瞀瘈，皆属于火。

【点评】"昏惑"语出《素问·五常政大论》："伏明之纪……其主冰雪霜寒，其声微羽，其病昏惑悲忘，从水化也"。病证属寒。

"瘛疭"语出《素问·至真要大论》："少阳司天，客胜则丹胗外发……内为瘛疭"；《素问·六元正纪大论》："火郁之发……瘛疭骨痛"；《灵枢·热病》："热病数惊，瘛疭而狂"。病证属热。

"瞀闷"语出《素问·六元正纪大论》："凡此太阳司天之政……三之气，天政布，寒气行，雨乃降，民病寒，反热中，痈疽注下，心热瞀闷""火郁之发……甚则瞀闷懊憹善暴死"。病证属热。

"瞀昧""暴病"语出《素问·六元正纪大论》："少阳所至为惊躁、瞀昧、暴病"。病证属热。

"郁冒""矇昧""暴喑"语出《素问·气交变大论》："岁火不及，寒乃大行……民病……郁冒蒙昧，心痛暴喑"。病证属寒。此外，"郁冒""暴喑"另见于《素问·至真要大论》："少阴之复，燠热内作……暴喑心痛，郁冒不知人"。病证属热。

"瞀瘈"语出《素问·至真要大论》："诸热瞀瘈，皆属于火"。病证属热。

以上6类症状，两类属寒，5类属热，"郁冒""暴喑"既可属寒又可属热。丹溪以"火"而贯之，失当。

---

① 诸痿皆属于上：语出《素问·至真要大论》："诸痿喘呕，皆属于上"。

又曰四肢不举，曰舌本强，曰足痿不收，曰痰涎有声，皆属于土。

【点评】"四肢不举"语出《素问·本病论》："是故卯酉之岁，太阴降地……天埃黄气，地布湿蒸，民病四肢不举""太阴不迁正，即云雨失令，万物枯焦，当生不发。民病……四肢不举"；"阳明不退位，即春生清冷，草木晚荣……民病……四肢不举"。

"舌本强"语出《素问·至真要大论》："厥阴司天，风淫所胜……舌本强……病本于脾"；《灵枢·经脉》："脾足太阴之脉……是动则病舌本强"。

"足痿不收"语出《素问·气交变大论》："岁土太过，雨湿流行……足痿不收"；《素问·六元正纪大论》："太阳司天之政……还于太阴……寒湿之气，持于气交。民病寒湿，发肌肉萎，足痿不收"。

以上3个病症，除"阳明不退位"条外，均与脾太阴相关，唯"痰涎有声"不见于《内经》。《素问·至真要大论》中有"太阴之复，湿变乃举，体重中满，食饮不化，阴气上厥，胸中不便，饮发于中，咳喘有声"。则丹溪所谓"痰涎有声"，其本于"胸中不便，饮发于中，咳喘有声"乎？

又《礼记注》曰：鱼肉天产也，以养阳作阳德。以为倦怠悉是湿热内伤之病，当作诸痿治之。何《局方》治风之方兼治痿者十居其九？不思诸痿皆起于肺热，传入五脏，散为诸证，大抵只宜补养。若以外感风邪治之，宁免实实虚虚之祸乎？

【点评】查考《周礼·春官·大宗伯》："以天产作阴德，以中礼防之；以地产作阳德，以和乐防之"。郑玄注引郑司农曰："天产者动物，谓六牲之属；地产者植物，谓九谷之属"。正与丹溪所谓"天产作阳德"相反，丹溪恐误。

或曰：经曰诸风掉眩，皆属于肝；诸暴强直，皆属于风①。至于掉振不能久立，善暴僵仆，皆以为木病。肝属木，风者木之气。曰掉，曰掉振，非颤掉乎？曰眩，非眩运乎？曰不能久立，非筋衰乎？非缓弱无力乎？曰诸暴强直，非不随乎？曰善暴僵仆，非倒仆乎？又曰瞀闷，曰瞀昧，曰暴病，曰郁冒、曚昧、暴喑，曰瞀瘛，与上文所谓属肝、属风、属木之病相似，何为皆属于火？曰舌本强，曰痰涎有声，何为皆属于土？《痿论》俱未尝言及，而吾子合火土二家之病而又与倦怠并言，总作诸痿治之，其将有说以通之乎？

予应之曰：按《原病式》曰：风病多因热甚。俗云风者，言末而忘其本也。所以中风而有瘫痪诸证者，非谓肝木之风实甚而卒中之也，亦非外中于风。良由将息失宜，肾水虚甚，则心火暴盛，水不制火也。火热之气怫郁，神明昏冒，筋骨不用而卒倒无所知也。亦有因喜、怒、思、悲、恐五志过极而卒中者，五志过热甚故也。②

又《原病式》曰：脾之脉，连舌本，散舌下③。今脾脏受邪，故舌强。又河间曰：胃膈热甚，火气炎上，传化失常④。故津液涌而为痰

---

① 经曰……皆属于风：语出《素问·至真要大论》。

② 此段由《素问玄机原病式》"凡人风病，多因热甚"一段化裁而来。

③ 脾之脉，连舌本，散舌下：《素问玄机原病式》无此言，应出自《灵枢·经脉》："脾足太阴之脉……连舌本，散舌下"。

④ 胃膈热甚……传化失常：由《素问玄机原病式》"胃膈热甚则为呕，火气上炎之象也"及"胃膈热甚，则传化失常也"两句化裁而来。胃，吴氏拜经楼藏本作"谓"，宽永本作"胃"，按文义从宽永本。

涎潮上，因其稠黏难出，故作声也。一以属脾，一以为胃热，谓之属火与土，不亦宜乎？虽然岐伯、仲景、孙思邈之言风，大意似指外邪之感；刘河间之言风，明指内伤热证，实与《痿论》所言诸痿生于热①相合。外感之邪有寒热虚实，而挟寒者多；内伤之热皆是虚证，无寒可散，无实可泻。《局方》本为外感立方，而以内伤热证衮同出治，其为害也，似非细故②。

【点评】查考《素问玄机原病式》，刘完素同时提到了内、外中风，且对《局方》中的至宝丹、灵宝丹赞誉有加。则《局方》所载并非浪得虚名，读者还须两相参看。

或曰：风分内外、痿病因热，既得闻命矣。手阳明大肠经，肺之腑也；足阳明胃经，脾之腑也。治痿之法取阳明一经，此引而未发之言，愿明以告我。

予曰：诸痿生于肺热，只此一句，便见治法大意。经曰：东方实，西方虚，泻南方，补北方③。此固是就生克言补泻，而大经大法不外于此。东方木，肝也；西方金，肺也；南方火，心也；北方水，肾也。五行之中，惟火有二；肾虽有二，水居其一。阳常有余，阴常不足，故经曰一水不胜二火④，理之必然。

肺金体燥而居上，主气，畏火者也。脾土性湿而居中，主四肢，

---

① 诸痿生于热：系从《素问·痿论》中"五脏痿"化裁而来。
② 细故：细小而不值得计较的事。
③ 东方实，西方虚，泻南方，补北方：语出《难经·七十五难》："经言，东方实，西方虚，泻南方，补北方，何谓也"。
④ 一水不胜二火：语出《素问·逆调论》："肝一阳也，心二阳也，肾孤脏也，一水不能胜二火"。

畏木者也。火性炎上，若嗜欲无节则水失所养，火寡于畏①而侮②所胜，肺得火邪而热矣。木性刚急，肺受热则金失所养，木寡于畏而侮所胜，脾得木邪而伤矣。肺热则不能管摄一身，脾伤则四肢不能为用，而诸痿之病作。泻南方则肺金清而东方不实，何脾伤之有？补北方则心火降而西方不虚，何肺热之有？故阳明实则宗筋润，能束骨而利机关矣。治痿之法，无出于此。

【点评】丹溪将嗜欲与水相联系，则此处嗜欲当为情欲。水少则火多，进而造成金少；而金少则会引起木多，进而造成土少。肺朝百脉，金少故不能管摄一身；脾主肌肉，土少故四肢不用，由此则成痿证。金、土各有阳明经，故曰治痿独取阳明。

骆隆吉亦曰：风火既炽，当滋肾水③。东垣先生取黄柏为君，黄芪等补药之辅佐以治诸痿，而无一定之方。有兼痰积者，有湿多者，有热多者，有湿热相半者，有挟气者，临病制方，其善于治痿者乎。虽然药中肯綮④矣，若将理⑤失宜，圣医不治也。天产作阳⑥，厚味发热⑦，先哲格言。但是患痿之人，若不淡薄食味，吾知其必不能安全也。

或曰：小续命汤与《要略》相表里，非外感之药乎？地仙丹治劳

---

① 火寡于畏：火缺少水的克制。下文"木寡于畏"同。寡，缺少。

② 侮：此处侮即相克，非反克。下文同。

③ 骆隆吉……当滋肾水：骆隆吉当为骆龙吉，著有《内经拾遗方论》。然遍考《内经拾遗方论》，未见"风火既炽，当滋肾水"。不知丹溪何据。

④ 肯綮(qìng 庆)：筋骨结合的地方，比喻要害或最重要的关键。

⑤ 将理：休养调理。

⑥ 天产作阳：《礼记》为"天产作阴德"，详见前注。

⑦ 厚味发热：疑出自宋代陈自明的《妇人大全良方》："或因酒色厚味……故脉数发热"。

伤肾愈，非内伤之药乎？其将何以议之？

予曰：小续命汤①比《要略》少当归、石膏，多附子、防风、防己，果与仲景意合？否也。仲景谓汗出则止药，《局方》则曰久服差；又曰久病风，阴晦时更宜与；又曰治诸风②，似皆非仲景意。然麻黄、防己可久服乎？诸风可通治乎？

地仙丹③既曰补肾，而滋补之药与僭燥走窜之药相半用之，肾恶燥，而谓可以补肾乎？借曰：足少阴经，非附子辈不能自达。八味丸，仲景肾经药也，八两地黄以一两附子佐之，观此则是非可得而定矣，非吾之过论也。

---

① 小续命汤：此处当指所附《古今录验》之续命汤。《局方》小续命汤较之尚少甘草，易干姜为生姜，多防己、黄芩、芍药、防风、附子。其"治脚气缓弱，久服得瘥……久病风人，每遇天色阴晦，节候变更，宜预服之，以防喑痖……及治诸风，服之皆验"。

② 《局方》则曰……又曰治诸风：查考《局方》，原文作"若治脚气缓弱，久服得瘥。久病风人，每遇天色阴晦，节候变更，宜预服之，以防喑痖"。

③ 地仙丹：似为经进地仙丹之简称。查考《局方》，方中有人参、黄芪各一两半，附子、川椒、苁蓉各四两，川乌、茯苓、甘草、白术各一两，菟丝子、覆盆子、天南星、防风、白附子、何首乌各二两，牛膝四两，狗脊、赤小豆、骨碎补、乌药、羌活、草薢各二两，木鳖子、地龙各三两。

〔《局方》治一切气①、痰饮、诸虚门〕

又观治气一门，有曰治一切气，冷气、滞气、逆气②、上气，用安息香丸、丁沉丸、大沉香丸、苏子丸③、匀气散、如神丸④、集香丸、白沉香丸⑤、煨姜丸、盐煎散、七气汤、九痛温白丸⑥、生姜汤⑦；其治呕吐、膈噎也，用五膈丸、五膈宽中散、膈气散、酒癥丸、草豆蔻丸⑧、撞气丸⑨、人参丁香散；其治吞酸也，用丁沉煎丸、小理中丸⑩；其治痰饮也⑪，用倍术丸、消饮丸、温中化痰丸、五套丸⑫。且于各方条下，或曰口苦失味⑬，曰噫酸⑭，曰舌涩⑮，曰吐清

---

① 《局方》治一切气：考《局方》，治一切气的有集香丸，治冷气的有安息香丸、丁沉丸、大沉香丸、白沉香散、煨姜丸、盐煎散、生气汤，治气滞的有匀气散，治气逆的有紫苏子丸，治上气的有七气汤、温白丸、九痛丸。

② 滞气、逆气：比照《局方》，当作气滞、气逆。

③ 苏子丸：比照《局方》，当为紫苏子丸之省称。

④ 如神丸：《局方》作"一切冷热气"，非仅"冷气"1种，故未将如神丸列入注释此页注释②"治冷气"下。

⑤ 白沉香丸：比照《局方》，恐为白沉香散之误。

⑥ 九痛温白丸：《局方》中有温白丸及九痛丸。两者并治上气。

⑦ 生姜汤：此汤在《局方》卷十《诸汤》中，而非《局方》卷三《治一切气》，且亦不治气疾。此生姜汤恐为生气汤之误，其正在温白丸、九痛丸之后，治"一切冷气"等症。

⑧ 草豆蔻丸：比照《局方》，恐为草豆蔻散之误。

⑨ 撞气丸：比照《局方》，当为撞气阿魏丸之省称。

⑩ 小理中丸：查考《局方》，小理中丸所治病症未见吞酸，恐为"理中丸"之误，其治"噫醋吞酸，口苦失味"。

⑪ 其治痰饮也：《局方》中"治痰饮"与"治一切气"分属两卷。

⑫ 五套丸：比照《局方》，当为丁香五套丸之省称。

⑬ 口苦失味：《局方·治一切气》中治"口苦失味"者有三，未见与上文相涉者，若小理中丸作理中丸则可解。

⑭ 噫酸：《局方·治一切气》中无噫酸，恐为噫醋之误，如生气汤、白沉香散、人参丁香散、理中丸条等。

⑮ 舌涩：谓大沉香丸。

水①，曰痞满②，曰气急③，曰胁下急痛④，曰五心中热、口烂生疮⑤，皆是明著⑥热证，何为率用热药？

夫周流于人之一身以为生者，气也。阳往则阴来，阴往则阳来，一升一降，无有穷已。苟内不伤于七情，外不感于六淫，其为气也，何病之有？今曰冷气、滞气、逆气、上气，皆是肺受火邪，气得炎上之化，有升无降，熏蒸清道，甚而至于上焦不纳，中焦不化，下焦不渗，展转传变为呕，为吐，为隔，为噎，为痰，为饮，为翻胃，为吞酸。夫治寒以热，治热以寒，此正治之法也；治热用热，治寒用寒，此反佐之法也。详味⑦前方，既非正治，又非反佐，此愚之所以不能无疑也。

谨按《原病式》曰：诸呕吐酸，皆属于热；诸积饮痞膈中满，皆属于湿；诸气逆冲上，呕涌溢，食不下，皆属于火；诸坚痞，腹满急痛，吐腥秽，皆属于寒⑧，深契仲景之意。

《金匮要略》⑨曰：胸痹病，胸背痛，栝蒌薤白汤⑩主之；胸痹，心痛彻背，栝蒌薤白半夏汤主之；心下痞气，气结在胸，胁下上逆抢心者，枳实薤白栝蒌桂枝汤⑪主之；呕而心下痞者，半夏泻心汤主之；干呕而利者，黄芩加半夏生姜汤主之；诸呕吐，谷不得入者，小

---

① 清水：谓安息香丸。
② 痞满：谓紫苏子丸、五膈丸、人参丁香散。
③ 气急：《局方》中所涉"气急"之方，未于上文列出。
④ 胁下急痛：谓消饮丸。
⑤ 五心中热、口烂生疮：谓五膈宽中散，原文作"五心中热，口中烂，生疮"。
⑥ 明著：鲜明显著。
⑦ 味：体会，研究。
⑧ 谨按《原病式》……皆属于寒：由《素问玄机原病式》节选修改而来。
⑨ 此段系由《金匮要略》节选而来，具体问题另出注。
⑩ 栝蒌薤白汤：查考《金匮要略》，应为栝蒌薤白白酒汤。
⑪ 枳实薤白栝蒌桂枝汤：查考《金匮要略》，应为枳实薤白桂枝汤。

半夏汤主之；呕吐，病在膈上者，猪苓汤①主之；胃反呕吐者，半夏参蜜汤②主之；食已即吐者，大黄甘草汤主之；胃反，吐而渴者，茯苓泽泻汤主之；吐后欲饮者，文蛤汤主之；病似呕不呕，似哕不哕，心中无奈者，姜汁半夏汤③主之；干呕，手足冷者，陈皮汤④主之；哕逆者，陈皮竹茹汤⑤主之；干呕下痢者，黄芩汤主之；气冲上者，皂荚丸主之；上气脉浮者，厚朴麻黄汤主之；上气脉沉者，泽漆汤主之；大逆上气者，麦门冬汤主之；心下有痰饮，胸胁支满，目眩，茯苓桂术汤⑥主之；短气有微饮，当从小便出之，宜茯苓桂术甘草汤⑦，肾气丸亦主之；病者脉伏，其人欲自利，利者反快，虽利，心下续坚满者，此为流饮欲去故也，甘遂半夏汤主之；病悬饮者，十枣汤主之；病溢饮者，当发其汗，宜大青龙汤，又宜用小青龙汤；心下有支饮，其人若冒眩，泽泻汤主之；支饮胸满者，厚朴大黄汤主之；支饮不得息，葶苈大枣泻肺汤主之；呕家本渴，今反不渴，心中有支饮故也，小半夏汤主之；卒呕吐，心下痞，膈间有水，眩悸者，小半夏加茯苓汤主之；假令瘦人，脐下有悸者，吐涎沫而头眩，水也，五苓散主之；心胸有停痰宿水，自吐水后，心胸间虚，气满不能食，消痰气令能食，茯苓饮主之；先渴后呕，为水停心下，此属饮家，半夏加茯苓汤主之。

观其微意，可表者汗之，可下者利之，滞者导之，郁者扬之，热

---

① 猪苓汤：查考《金匮要略》，应为猪苓散。
② 半夏参蜜汤：查考《金匮要略》，应为大半夏汤。
③ 姜汁半夏汤：查考《金匮要略》，应为生姜半夏汤。
④ 陈皮汤：查考《金匮要略》，应为橘皮汤。
⑤ 陈皮竹茹汤：查考《金匮要略》，应为橘皮竹茹汤。
⑥ 茯苓桂术汤：查考《金匮要略》，应为苓桂术甘汤。
⑦ 茯苓桂术甘草汤：查考《金匮要略》，应为苓桂术甘汤。

者清之，寒者温之，偏寒偏热者反佐而行之，挟湿者淡以渗之，挟虚者补而养之。何尝例用辛香燥热之剂，以火济火，实实虚虚，咎将谁执？

【点评】丹溪并未明言何为辛香燥热之剂，根据上文所举《局方》中的药物，以及后世对药性的解释，所谓"辛香燥热之剂"当指木香、乳香、麝香、砂仁等药。

或曰：《脉诀》谓热则生风，冷生气①。寒主收引②。今冷气上冲矣，气逆矣，气滞矣，非冷而何？吾子引仲景之言而斥其非，然则诸气、诸饮、呕吐、反胃、吞酸等病，将无寒证耶？

予曰：五脏各有火，五志激之，其火随起。若诸寒为病，必须身犯寒气，口得寒物，乃为病寒，非若诸火病自内作。所以气之病寒者，十无一二。

或曰：其余痰气、呕吐、吞酸、噎膈、反胃作热，作火论治，于理可通。若病人自言冷气从下而上者，非冷而何？

予曰：上升之气，自肝而出，中挟相火，自下而出，其热为甚，自觉其冷，非真冷也。火极似水，积热之甚，阳亢阴微，故见此证。冷生气者，出高阳生之谬言也。若病果因感寒，当以去寒之剂治之，何至例用辛香燥热为方？不知权变，宁不误人？

或曰：气上升者，皆用黑锡丹、养正丹、养气丹等药，以为镇坠。然服之者，随手得效。吾子以为热甚之病，亦将有误耶？

① 热则生风，冷生气：考《脉诀刊误·诊候入式歌》作："热即生风冷生气"。

② 寒主收引：此言似首见于《素问玄机原病式》："或谓寒主收引，而热主舒缓，则筋挛为寒，筋缓为热者，皆误也"。故特于此句前断开，恐人误以为出自《脉诀》。

予曰：相火之外，又有脏腑厥阳之火，五志之动，各有火起。相火者，此经所谓一水不胜二火之火，出于天造；厥阳者，此经所谓一水不胜五火①之火，出于人欲。

【点评】"一水不胜二火"语出《素问·逆调论》："肝一阳也，心二阳也，肾孤脏也，一水不能胜二火"。则二火属于肝、心。而丹溪在《格致余论·相火论》中认为相火属于肝、肾："肝肾之阴，悉具相火"。考虑到丹溪在《格致余论》中多次将相火归属于肝、肾，如《阳有余阴不足论》："主闭藏者肾也，司疏泄者肝也，二脏皆有相火"；《房中补益论》："盖相火藏于肝、肾阴分"。因此本文丹溪认为相火为"一水不胜二火之火"，与其一贯主张的相火属于肝、肾不同，此处恐有误。

气之升也，随火炎上，升而不降，孰能御之？今人欲借丹剂之重坠而降之，气郁为湿痰，丹性热燥，湿痰被劫，亦为暂开，所以清快。丹毒之发，偏助狂火，阴血愈耗，其升愈甚。俗人喜温，迷而不返，被此祸者，滔滔皆是。

【点评】气只升不降，郁积而成湿痰。黑锡丹内有阳起石、黑锡、硫黄，养正丹内有水银、硫黄、朱砂、黑锡，养气丹内有禹余粮石、紫石英、赤石脂、代赭石、磁石。以上药物即所谓"镇坠"。

过去认为丹药可治疗气逆，一方面是基于其重坠的物理特性，另一方面是因为症状改善。殊不知热性的丹药恰好可以化解

---

① 一水不胜五火：语出《素问·解精微论》，王冰以为五火即五脏厥阳也。

寒性的湿痰，治标而已。非但不能从根本上解决问题，反而会因为丹药自身的燥热之性，促使相火妄动，进一步造成气逆。可见服用丹药治疗气逆，是饮鸩止渴的行为。丹溪对丹药降火机理的发明着实可观。

或曰：丹药之坠，欲降而升。然则，如之何①则可？

予曰：投以辛凉，行以辛温，制伏肝邪，治以咸寒，佐以甘温，收以苦甘，和以甘淡，补养阴血，阳自相附，阴阳比和，何升之有？先哲格言，其则不远，吾不赘及②。

或曰：吐酸，《素问》明以为热③，东垣又言为寒，何也？

予曰：吐酸与吞酸不同。吐酸是吐出酸水如醋，平时津液随上升之气郁积而成。郁积之久，湿中生热，故从火化，遂作酸味，非热而何？其有积之于久，不能自涌而出，伏于肺胃之间，咯不得上，咽不得下。肌表得风寒，则内热愈郁而酸味刺心；肌表温暖，腠理开发，或得香热汤丸，津液得行，亦得暂解，非寒而何？《素问》言热者，言其本也；东垣言寒者，言其末也。但东垣不言外得风寒，而作收气立说，欲泻肺金之实；又谓寒药不可治酸，而用安胃汤④、加减二陈汤⑤，俱犯丁香，且无治热湿郁积之法，为未合经意。

---

① 如之何：怎么办。
② 赘及：宽永本作"及赘"。
③ 吐酸……以为热：语出《素问》："诸呕吐酸，暴注下迫，皆属于热"。
④ 安胃汤：《脾胃论》所载安胃汤无丁香，疑为藿香安胃散之误，其中有藿香、丁香、人参、橘皮等药。
⑤ 加减二陈汤：此汤出自《医学发明》，其中有丁香、半夏、橘红、茯苓、炙甘草等药。

予尝治吞酸，用黄连、茱萸各制炒，随时令迭①为佐使，苍术、茯苓为主病，汤浸炊饼②为小丸吞之，仍教以粗食蔬菜自养，则病易安。

【点评】丹溪此方又见于《丹溪心法》吞酸条："宜用炒吴茱萸，顺其性而苍术、茯苓为辅佐。冬月倍茱萸，夏月倍黄连，汤浸炊饼，丸如小丸吞之。仍教以食蔬菜自养，即安"。从中可见"随时令迭为佐使"的具体法则。苍术、茯苓针对郁积津液，黄连、吴茱萸配伍即左金丸，根据外界气候的变化调配黄连、吴茱萸的用药比例，以求得寒热平衡。而此方的服用方法比较特别，并非直接服用药汤，而是服用吸满药汤的炊饼。炊饼即馒头，其在此方中的作用有二。其一，类似于白虎汤、桃花汤中的粳米，固护胃气；其二，制作馒头时需加入碱面，正好可以中和胃酸，增强了疗效。

或曰：苏合香丸虽是类聚香药，其治骨蒸、殗殜③、月闭、狐狸④等病，吾子以为然乎？

予曰：古人制方用药群队者，必是攻补兼施，彼此相制，气味相次。孰为主病，孰为引经，或用正治，或用反佐，各有意义。今方中

---

① 迭：更迭，轮流。
② 炊饼：蒸饼，即馒头。
③ 殗殜：古病名。语出《外台秘要·传尸方》："传尸，亦名转注，以其初得，半卧半起，号为殗殜"。
④ 狐狸：古病名。语出《备急千金要方·解毒杂治方·蛊毒》："梦与鬼交狐狸作魅"。

用药一十五味，除白术、朱砂、诃子共六两，其余一十二味共二十一两①，皆是性急轻窜之剂，往往用之于气病与暴仆昏昧之人。其冲突经络，漂荡气血，若摧枯拉朽然。

不特此也。至如草豆蔻散②，教人于夏月浓煎以代熟水③。夫草豆蔻，性大热，去寒邪。夏月有何寒气而欲多服？缩脾饮④用草果亦是此意。且夏食寒，所以养阳也⑤。草豆蔻、草果，其食寒之意乎？

【点评】宋人将皇室多余的藏冰制作成各种冷饮，作为消暑佳品加以贩卖，成为宋代饮食文化的一个组成部分(详见刘向培《宋代冰政述论》)。恐宋人在夏日过食冷饮，以至于要用草豆蔻散来"除冷气"。今日"空调病"犹多，《局方》所载在元代可能不合时宜，却可为现今治病带来新思路。

不特此也，抑又有甚者焉。接气丹⑥曰：阳气暴绝。当是阴先亏，阴先亏则阳气无所依附，遂致飞越而暴绝也。上文乃曰：阴气独盛。阴气若盛，阳气焉有暴绝之理？假令阳气暴绝，宜以滋补之剂保养而镇静之，庶乎其有合夏食寒以为养阳之本，何至又服辛香燥热之剂乎？且此丹下咽，暴绝之阳果能接乎？孰为是否，君其算之。

---

① 今方中用药……共二十一两：查考《局方》，苏合香丸有白术2两，青木香2两，乌犀屑2两，香附子2两，朱砂2两，诃黎勒2两，白檀香2两，安息香2两，沉香2两，麝香2两，丁香2两，荜茇2两，龙脑1两，苏合香油1两，熏陆香1两，共27两。

② 草豆蔻散：《局方》原文作："夏月煎作熟水常服，调中止逆，除冷气，消饮食"。

③ 熟水：一种用植物或其果实做原料煎泡而成的饮料。

④ 缩脾饮：《局方》原文作："解伏热，除烦渴，消暑毒，止吐利。霍乱之后服热药大多致烦躁者，并宜服之……代熟水饮之极妙"。

⑤ 夏食寒，所以养阳也：王冰注《素问·四气调神大论》"所以圣人春夏养阳，秋冬养阴，以从其根"曰："春食凉，夏食寒，以养于阳；秋食温，冬食热，以养于阴。"

⑥ 接气丹：查考《局方》，原文作："治真元虚惫，阴邪独盛，阳气暴绝，或大吐大泻，久痢虚脱等病"。

或曰：《局方》言阴盛，阴邪盛也。阴邪既盛，阳有暴绝之理。子之所言，与阳气相对待之阴也。果有阴亏而阳绝者，吾子其能救之乎？

予曰：阴阳二字，固以对待而言，所指无定在①。或言寒热，或言血气，或言脏腑，或言表里，或言动静，或言虚实，或言清浊，或言奇偶，或言上下，或言正邪，或言生杀，或言左右。求其立言之意，当是阴鬼之邪耳。阴鬼为邪，自当作邪鬼治之。若阴先亏而阳暴绝者，尝治一人矣。

浦江郑兄，年近六十，奉养受用之人也。仲夏久患滞下，而又犯房劳。忽一晚正走厕间，两手舒撒，两眼开而无光，尿自出，汗如雨，喉如拽锯，呼吸甚微，其脉大而无伦次，无部位，可畏之甚。余适在彼，急令煎人参膏②。且与灸气海穴，艾炷如小指大。至十八壮，右手能动，又三壮，唇微动。参膏亦成，遂与一盏，至半夜后尽三盏，眼能动，尽二斤方能言而索粥，尽五斤而利止，十斤而安。

【点评】此为脱证，人参大补元气，气海穴为男子生气之海，灸、药同用，且用量大，方能得效。

或曰：诸气、诸饮与呕吐、吞酸、膈噎、反胃等证，《局方》未中肯綮，我知之矣。然则《要略》之方，果足用乎？抑犹有未发者乎？

予曰：天地气化无穷，人身之病亦变化无穷。仲景之书，载道者也。医之良者，引例推类，可谓无穷之应用，借令略有加减修合，终

---

① 定在：定准，一定的标准。
② 人参膏：《本草纲目·人参》：用人参十两细切，以活水二十盏浸透，入银石器内，桑柴火缓缓煎取十盏，滤汁，再以水十盏，煎取五盏，与前汁合煎成膏，瓶收，随病作汤使。

难逾越矩度。

夫气之初病也，其端甚微。或因些少饮食不谨；或外冒风雨；或内感七情；或食味过厚，偏助阳气，积成膈热；或资禀充实，表密无汗；或性急易怒，火炎上以致津液不行，清浊相干。气为之病，或痞或痛，不思食，或噫腐气，或吞酸，或嘈杂，或膨满。不求原本便认为寒，遽以辛香燥热之剂投之数帖，时暂得快，以为神方。厚味仍前，不节七情，反复相仍①。旧病被劫，暂开浊液易于攒聚，或半月，或一月，前证复作。如此延蔓，自气成积，自积成痰，此为痰，为饮，为吞酸之由也。

【点评】此段当与上文"镇坠"之丹药暂开湿痰相参看。

良工未遇，缪药又行，痰挟瘀血，遂成窠囊。此为痞，为痛、呕吐，为噎膈、反胃之次第也。

【点评】《丹溪心法·痰》："许学士用苍术治痰成窠囊一边行极妙。"查考许叔微《普济本事方·风痰停饮痰癖咳嗽·芫花丸》："予后揣度之，已成癖囊，如潦水之有科臼"。按，"科臼"即"窠臼"。丹溪恐将"窠臼"与"癖囊"合为"窠囊"。

饮食汤液滞泥不行，渗道塞涩，大便或秘或溏，下失传化，中焦愈停。医者不察，犹执为冷，翻思前药，随手得快。至此宾主皆恨药欠燥热，颙伺②久服可以温脾壮胃，消积行气，以冀一旦豁然之效。不思胃为水谷之海，多血多气，清和则能受；脾为消化之气，清和则

---

① 相仍：依然，仍旧。
② 颙伺：期待。颙颙，期待盼望貌，与"伺"类义复用。

能运。今久得香热之偏助，气血沸腾。其始也，胃液凝聚，无所容受；其久也，脾气耗散，传化渐迟。其有胃热易饥，急于得食，脾伤不磨，郁积成痛。医者犹曰虚而积寒，非寻常草木可疗，径以乌、附助佐丹剂，专意服饵。积而久也，血液俱耗，胃脘干槁。其槁在上，近咽之下，水饮可行，食物难入，间或可入亦不多，名之曰噎。其槁在下，与胃为近，食虽可入，难尽入胃，良久复出，名之曰膈，亦曰反胃，大便秘少，若羊矢然。名虽不同，病出一体。

《要略》论饮有六，曰痰饮、悬饮、溢饮、支饮、留饮、伏饮，分别五脏诸证，治法至矣，尽矣。第恨医者不善处治，病者不守禁忌，遂使药助病邪，展转深痼，去生渐远，深可哀悯。

或曰：《千金》诸方治噎膈、反胃，未尝废姜桂等剂，何吾子之多言也？

予曰：气之郁滞，久留清道，非借香热不足以行。然悉有大黄、石膏、竹茹、芒硝、泽泻、前胡、朴硝、茯苓、黄芩、芦根、栝蒌等药为之佐使①，其始则同，其终则异，病邪易伏，其病自安。

或曰：胃脘干槁者，古方果可治乎？将他有要捷之法者，或可补前人之未发者乎？

予曰：古方用人参以补肺，御米以解毒，竹沥以清痰，干姜以养血，粟米以实胃，蜜水以润燥，姜以去秽，正是此意。

【点评】"御米"即罂粟子，见《本草纲目·罂子粟》"释名"项引《开宝本草》，及《局方》痧圣散子（前者）。罂粟解毒可能指罂

---

① 然悉有……为之佐使：此句可参考《备急千金要方·胃腑方》中反胃、呕吐哕逆、噎塞中诸方。

粟治疗"丹石发动，不下饮食"（《本草纲目·罂子粟》）。

丹溪所著《本草衍义补遗》干姜条："入肺中利肺气，入肾中燥下湿，入气分引血药入血也"。所谓"干姜养血"系以干姜为引经药，而非直接养血。

《本草纲目·生姜》引《神农本草经》曰："久服去臭气，通神明"。"姜以去秽"盖"去臭气"之意。

以上 3 味药物的作用较为特殊，故特意摘出，读者不可不察。

张鸡峰亦曰：噎当是神思间病，惟内观自养，可以治之①。此言深中病情，而施治之法，亦为近理。夫噎病生于血干。夫血，阴气也。阴主静，内外两静则脏腑之火不起，而金水二气有养，阴血自生，肠胃津润，传化合宜，何噎之有？

因触类而长，曾制一方治中年妇人，以四物汤加和白陈皮②、留尖桃仁③、生甘草、酒红花，浓煎，入驴尿饮以防其或生虫也。与数十贴而安。

又台州治一匠者，年近三十，勤于工作而有艾④妻，且喜酒。其面白，其脉涩，重则大而无力。乃令其谢去工作，卧于牛家。取新温牛乳⑤细饮之，每顿尽一杯，一昼夜可饮五七次。尽却食物，以渐而至八九次，半月大便润，月余而安。然或口干，盖酒毒未解，间饮甘

---

① 噎当是……可以治之：此句出自《鸡峰普济方·五噎诸气》："此乃神意间病也……劝令静，观内外，将一切用心力事委之他人，服药方得见效"。
② 白陈皮：《本草纲目·橘》引李杲曰："橘皮……留白则补脾胃，去白则理肺气"。
③ 留尖桃仁：《本草纲目·桃》："桃仁行血，宜连皮、尖生用。润燥活血，宜汤浸去皮、尖炒黄用"。
④ 艾：美貌。
⑤ 牛乳：《丹溪心法·翻胃》："必用童便、韭汁、竹沥、牛羊乳、生姜汁"。

蔗汁①少许。

【点评】《丹溪手镜·噎膈》中有两则医案，当为上述两例作补充。

其一，"血虚加四物为君，或加桃仁、红花，驴溺防其生虫"。

其二，"有人血耗，便如羊屎，病胃反半年，脉涩不匀，先服六君子汤加甘蔗汁、附子、大黄、童便，便润，服牛乳愈"。

两者或言血虚，或言血耗，当即上文丹溪所言"夫噎病生于血干"者。尤其第2则医案，丹溪并非纯用食疗，而仍以六君子汤打底来温补脾土，加入甘蔗汁一方面利大便，一方面解酒毒。而牛乳则为噎膈(翻胃)必用药物。

至于前者，丹溪在《本草衍义补遗·青皮》条中提到："陈皮治高，青皮治低"。《本草纲目》介绍驴溺的治疗范围时提到"治反胃噎病"。丹溪用药之精当可见一斑。

或者又曰：古方之治噎膈、反胃，未有不言寒者，子何不思之甚？

予曰：古人著方，必为当时抱病者设也。其人实因于寒，故用之而得效，后人遂录以为矜式②。不比《局方》泛编成书，使天下后世之人凡有此证者，率遵守之以为之定法，而专以香热为用也。虽然挟寒者亦或有之，但今人之染此病，率因痰气久得医药传变而成，其为无寒也明矣。

---

① 甘蔗汁：《本草纲目》甘蔗条引《大明本草》：利大小肠……解酒毒。
② 矜式：楷模。

【点评】即丹溪开篇所谓"官府守之以为法，医门专之以为业，病者恃之以立命，世人习之以成俗"。

或曰：治脾肾以温补药，岂非《局方》之良法耶？吾子其将何以议之？

予曰：众言淆乱，必折诸圣①。切恐脾肾有病，未必皆寒。观其养脾丸治脾胃虚冷，体倦不食；嘉禾散治脾胃不和，不能多食；消食丸治脾胃俱虚，饮食不下；小独圣丸治脾胃不和，不思饮食；大七香丸治脾冷胃虚，不思饮食；连翘丸治脾胃不和，饮食不下；分气紫苏饮治脾胃不和；木香饼子治脾胃虚寒；温中良姜丸曰温脾胃；夺命抽刀散曰脾胃冷；烧脾散曰脾胃虚；进食散曰脾胃虚冷，不思饮食；丁香煮散曰脾冷胃寒；二姜丸曰养脾温胃；姜合丸曰脾胃久虚；蓬煎丸曰脾胃虚弱；守金丸②曰脾胃虚冷；集香丸曰脾胃不和；蟠葱散曰脾胃虚冷；壮脾丸③曰脾胃虚弱；人参丁香散曰脾胃虚弱；人参煮散曰脾胃不和；丁沉透膈汤④曰脾胃不和；丁香五套丸曰脾胃虚弱；腽肭脐丸之壮气暖肾；菟丝子丸之治肾虚；金钗石斛丸之治气不足；茴香丸之治脏虚冷；玉霜丸之治气虚；安肾丸之治肾积寒；麝香鹿茸丸之益气；养正丹之治诸虚；朴附丸之治脾胃虚弱；接气丹之治真气虚；四神丹之治五脏；沉香鹿茸丸之治气不足；椒附丸之温五脏；苁蓉大补丸之治元脏元气虚；钟乳白泽丸之治诸虚；三建汤之治气不足。甚者类聚丹剂，悉曰补脾胃，温脾胃，补肾，补五脏，补真气。而各方

---

① 众言淆乱，必折诸圣：语出汉代扬雄《法言·吾子》："万物纷错则悬诸天，众言淆乱则折诸圣"。折，判断，裁决。

② 守金丸：比照《局方》，恐为守中金丸之误。

③ 壮脾丸：比照《局方》，当为参苓壮脾丸之省称。

④ 丁沉透膈汤：比照《局方》，当为十八味丁沉透膈汤之省称。

条下，曰舌苦，曰面黄，曰舌苦无味，曰中酒、吐酒，曰酒积，曰酒癖，曰饮酒多，曰酒过伤，曰气促喘急，曰口淡，曰舌涩，曰噫醋，曰舌干，曰溺数，曰水道涩痛，曰小便出血，曰口苦，曰咽干，曰气促，曰盗汗，曰失精，曰津液内燥，曰气上冲，曰外肾痒，曰枯槁失血，曰口唇干燥，曰喘满，曰肢体烦疼，曰衄血，曰小便淋沥，悉是明具热证，如何类聚燥热，而谓可以健脾温胃而滋肾补气乎？经曰：热伤脾①。常服燥热，宁不伤脾乎？又曰：肾恶燥②。多服燥热，宁不伤肾乎？又曰：热伤元气③。久服燥热，宁不伤气乎？

又曰：用热远热。又曰：有热者，寒而行之。此教人用热药之法。盖以热药治寒病，苟无寒药为之向导佐使，则病拒药而扦格不入。谓之远热者，行之以寒也。两句同一意，恐后人不识此理，故重言以明之。

[点评]"用热远热"语出《素问·六元正纪大论》："用寒远寒，用凉远凉，用温远温，用热远热，食宜同法"。前一个"热"指热药，后一个"热"指温热季节或温热病症；"远"指避开，即在遇到温热季节或温热病症时要避免使用热性药物。

"有热者，寒而行之"疑出自《素问·五常政大论》："治热以寒，温而行之；治寒以热，凉而行之；治温以清，冷而行之；治

---

① 热伤脾：疑出自《备急千金要方·脾脏方》："阳击阴，阴气伏，阳气起，起则实，实则热，热则闷乱，体重不能转侧，语声拖，声气深不转而心急，此为邪热伤脾，甚则不可治，若唇虽萎黄，语音若转可治"。

② 肾恶燥：语出《素问·宣明五气》："五脏所恶，心恶热，肺恶寒，肝恶风，脾恶湿，肾恶燥。是谓五恶"；以及《灵枢·九针论》："五恶，肝恶风，心恶热，肺恶寒，肾恶燥，脾恶湿。此五脏气所恶也"。

③ 热伤元气：语出《脾胃论·脾胃虚弱随时为病随病制方》："为热伤元气，以人参、麦门冬、五味子生脉"。

清以温，热而行之"。前两者为治热症凉药热服，治寒症热药凉服，系反治法；后两者为治热症凉药凉服，治寒症热药热服，系正治法。

而丹溪在此则讨论的是反佐用药，与"有热者，寒而行之"相关，而与"用热远热"无涉。且所引用的两句之间亦是风马牛不相及，读者不可不察。

今《局方》辛香燥热以类而聚之，未尝见其所谓远热也。用热而不远热，非惟不能中病，抑且正气先伤，医云乎哉？夫良医之治病也，必先求其得病之因。其虚邪也，当治其母；实邪也，当治其子；微邪也，当治其所胜；贼邪也，当治其所不胜；正邪也，当治其本经。

【点评】此处五邪，系从《难经·五十难》而来："从后来者为虚邪，从前来者为实邪，从所不胜来者为贼邪，从所胜来者为微邪，自病者为正邪"。

索矩①又谓：杂合受邪。病者所受非止一端，又须察其有无杂合之邪，轻重较量，视标本之缓急，以为施治之先后。今乃一切认为寒冷，吾不知脾胃与肾，一向只是寒冷为病耶？论方至此，虽至愚昧，不能不致疑也。

吾又考之《要略》矣。诸呕吐，谷不得入者，小半夏汤主之；疟

---

① 索矩：《永乐大典》第三千六百十四卷《寒·诸寒证治九》及第三千六百十五卷《寒·诸寒证治十》中屡见"索矩伤寒新书"。根据《永乐大典》的体例，私人著作前一般会列出作者，如许叔微《普济本事方》、王好古《阴证略例》、朱肱《伤寒活人书》等，则"索矩伤寒新书"当为"索矩"所著《伤寒新书》。丹溪所引"索矩又谓"云云，殆出自《伤寒新书》。《伤寒新书》今不复见，索矩生平亦不详。

病，寒热不食，食则头眩，心胸不安者，茵陈汤主之；身肿而冷，胸窒不能食，病在骨节，发汗则安，心胸停痰吐水，虚满不能食者，茯苓汤主之①；中风手足拘急，恶寒不欲饮食者，三黄汤主之；下利不欲饮食者，大承气汤主之；五劳虚极，羸瘦，不能食者，大黄䗪虫丸主之；虚劳不足，汗出而闷，脉结心悸者，炙甘草汤主之；虚劳腰痛，小腹拘急者，八味丸②主之；虚劳不足者，大薯蓣丸③主之；虚劳虚烦不得眠者，酸枣仁汤主之。夫呕者、胸满者、吐水者、下利者、恶寒者、肿而冷者、不能饮食者、虚劳羸瘦者、虚劳汗而悸者、虚劳而腰痛者、虚劳不足者、虚劳烦而不眠者，自《局方》之法观之，宁不认为寒冷而以热药行之乎？仲景施治则不然也。痰者导之，热者清之，积者化之，湿者渗之，中气清和，自然安裕。虚者补之，血凝者散之，躁者宁之，热者和之，阴气清宁，何虚劳之有也？

【点评】小半夏汤方用半夏一升，生姜半斤，即丹溪所批判的"认为寒冷而以热药行之"。《局方》不加辨证而率用热药固然失当，而丹溪对仲景用热药视而不见，亦不免有失偏颇。

或曰：伤寒一门，虽取杂方，仲景之法亦摘取之矣，吾子其忘言乎？

予曰：伤寒之法，仲景而下，发明殆尽，《局方》是否，愚不必赘。虽然仲景论伤寒矣，而未及乎中寒。先哲治冒大寒而昏中者，用

---

① 茯苓汤条症状与《金匮要略·水气病脉证并治》中"身肿而冷，状如周痹，胸中窒，不能食，反聚痛，暮躁不得眠，此为黄汗，痛在骨节。咳而喘，不渴者，此为脾胀，其状如肿，发汗即愈"的记载类似，但《金匮要略》不用茯苓汤，丹溪恐误。
② 八味丸：查考《金匮要略·血痹虚劳病脉证并治》，八味丸当八味肾气丸之省称。
③ 大薯蓣丸：查考《金匮要略·血痹虚劳病脉证并治》，大薯蓣丸当为薯蓣丸。

附子理中汤而安①，其议药则得之矣。曰伤，曰中，未闻有议其异同之者。予俯而思之，伤寒有即病，有不即病，必大发热，病邪循经而入，以渐而深；中寒则仓卒，感受其病即发而暴。伤寒之人，因其旧有郁热，风寒外束，肌腠自密，郁发为热。其初也，用麻黄桂枝辈，微表而安，以病体不甚虚也。中寒之人，乘其腠理疏豁，一身受邪，难分经络，无热可发，温补自解，此谓气之大虚也。伤寒热虽甚，不死；中寒若不急治，去生甚远，其虚实盖可见矣。

【点评】《伤寒论·伤寒例》："中而即病者，名曰伤寒；不即病者，寒毒藏于肌肤，至春变为温病，至夏变为暑病……从霜降以后，至春分以前，凡有触冒霜露，体中寒即病者，谓之伤寒也"。则丹溪此处的伤寒更类似于《伤寒论》中的温病、暑病，中寒类似于《伤寒论》中的伤寒。读者不可不察。

或曰：脾胃一门，子以《局方》用药太热，未合经意。若平胃散之温和，可以补养胃气，吾子以为何如？

予曰：苍术性燥气烈，行湿解表，甚为有力。厚朴性温散气，非胀满实急者不用，承气用之可见矣。虽有陈皮、甘草之甘缓、甘辛，亦是决裂耗散之剂，实无补土之和。经谓土气大过曰敦阜②，亦能为病。况胃为水谷之海，多气多血。故因其病也，用之以泻有余之气，使之平尔。又须察其挟寒、得寒物者，投之胃气和平，便须却药。谓

---

① 先哲……而安：此句疑指《三因极一病证方论·中寒治法》附子理中汤条所载案例："昔有武士守边，大雪，出帐外观瞻，忽然晕倒，时林继作随行医官，灌以此药两剂遂醒"。

② 土气大过曰敦阜：语出《素问·五常政大论》："帝曰：太过何谓？岐伯曰：木曰发生，火曰赫曦，土曰敦阜，金曰坚成，水曰流衍"。

之平者，非补之之谓，其可常服①乎？

或曰：调胃承气亦治胃病，谓之调者，似与平胃散之平意义相近，何用药之相远也？

予曰：调胃承气治热，中下二焦药也。经曰：热淫于内，治以咸寒，佐以苦甘②。功在乎导利而行之以缓。平胃散止治湿，上焦之药也。经曰：湿上甚而热，治以苦温，佐以甘辛，以汗为效而止③。

【点评】《灵枢·营卫生会》："中焦亦并胃中"；《难经·三十一难》："中焦者，在胃中脘，不上不下，主腐熟水谷"。胃属中焦明矣。且据戴思恭阐发丹溪心得的《推求师意》："苍术，阳明药也……况苍术尤能径入诸经，疏泄阳明之湿"，阳明经不及上焦。何以丹溪曰平胃散为上焦之药？

用苍术取其散寒解表之功，多配以羌活、藁本等发散风寒药，如《局方》中治疗伤寒的神术散，以苍术5两为君，配以藁本、白芷、细辛、羌活各1两为臣。然平胃散中并无此类药物，何汗之有？

或曰：治湿不利小便，非治也？非仲景法耶？何子言之悖也？

予曰：淡渗治湿，以其湿在中下二焦。今湿在上，宜以微汗而解，不欲汗多，故不用麻黄、干葛辈。

---

① 常服：《局方》平胃散条下有"常服调气暖胃，化宿食，消痰饮，辟风、寒、冷、湿四时非节之气"。

② 热淫于内，治以咸寒，佐以苦甘：语出《素问·至真要大论》："热淫于内，治以咸寒，佐以甘苦，以酸收之，以苦发之"。

③ 湿上甚而热……为效而止：语出《素问·至真要大论》："湿上甚而热，治以苦温，佐以甘辛，以汗为故而止"。

〔《局方》治积热、痼冷门〕

或曰：《局方》用药多是温补，或以为未合中道。积热、痼冷二门，其制作，其取用，吾子其无以议之矣。

予曰：张仲景言一百八病，五劳、六极、七伤与妇人，共三十六病，孙真人言四百四病。凡遇一病，须分寒热。果寒耶，则热之；果热耶，则寒之；寒热甚耶，则反佐而制之。今列病之目仅十有余，而分积热、痼冷两门，何不思之甚也？

《要略》中风脉紧为寒，浮为虚；肺痿吐涎不能咳，不渴，必遗溺，此为肺中冷，甘草干姜汤温之；腹满痛，时减如故，此为寒，宜温之；下利，欲嚏不能，此腹中寒也；胁下偏痛，脉弦紧，此寒也，宜大黄附子细辛汤温之；痰饮，脉双弦者，寒也；黄疸，发热烦喘，胸满口燥，又被火劫其汗，病从湿得，身尽热而黄，此热在内，宜下之；下利，脉数而渴，设不差，则清脓血，以其有热也；妇人能食，病七八日而更发热者，此为胃实气热，宜大承气下之；产后七八日，若太阳证，小腹坚满，此恶露不尽，不大便四五日，发热，晡时烦燥，食则妄言，此热在里，结在膀胱，宜大承气利之安；妇人或中风，或伤寒，经水适来适断，有寒热，皆为热入血室。

今《局方》不曾言病，而所谓寒与热者，其因何在？其病何名？果无杂合所受邪？果无时令资禀之当择耶？据外证之寒热而遂用之，果无认假为真耶？果以是为非耶？

或曰：以寒热为篇目，固未合经意，若其诸方，果有合乎？

予曰：以积热为篇目，固有可议，若诸方之制作取用，尽有妙理。吾其为子发明前人之意，恐可为用方者涓埃①之助。

夫紫雪者，心、脾、肝、肾、胃经之药也；通中散②、洗心散，表里血气之药也；凉膈散，心、肺、脾、胃之药也；龙脑饮子、胜冰丹、真珠散、灵液丹，上中二焦之药也；碧雪鸡苏丸③、三黄丸、八正散，三焦药也；甘露丸，心、脾、肝之药也；凉膈丸④，心、脾、胃之药也；抱龙丸、麦门冬散，心、肺、肝之药也；妙香丸，疏快肠胃，制伏木火药也；甘露饮，心、肺、胃药也；五淋散，血而里药也；消毒饮⑤，气而表药也；麻仁丸，气而里药也；导赤丸，气与血而里药也；导赤散，心、小肠药也。有升，有降，有散，有补，有渗导，有驱逐，有因用，有引经。或缓之以甘，或收之以酸，或行之以香，或因之以蜡，或燥之以苦。观其立方，各有所主，用方之人宜求其意。

【点评】此处丹溪对《局方》的治疗范围做了总结，方便学人更好地利用《局方》，不负《局方发挥》之名。

若夫瘤冷门，尤有可议者。冷即寒也，《内经》以寒为杀厉之气⑥，今加瘤于冷之上，岂非指身恶寒，而口喜热之病耶？若以此外

---

① 涓埃：细流与微尘。比喻微小。
② 通中散：比照《局方》，当为红雪通中散之省称。
③ 碧雪鸡苏丸：《局方》中有碧雪和龙脑鸡苏丸，前者主治上焦病症，后者的适用范围更大。从丹溪所谓"三焦药"来看，此处当为龙脑鸡苏丸。
④ 凉膈丸：比照《局方》，当为牛黄凉膈丸之省称。
⑤ 消毒饮：比照《局方》，当为消毒犀角饮之省称。
⑥ 以寒为杀厉之气：似语出《伤寒论·伤寒例》："以伤寒为毒者，以其最成杀厉之气也"。此处丹溪云《内经》恐误记。

证，便认为痼冷，宜乎？夏英公之常饵乌、附，常御绵帐①，不知湿痰积中，抑遏阳气不得外泄，身必恶寒。经曰：亢则害，承乃制②。又刘河间曰：火极似水③。故见此证。当治以咸寒，佐以甘温，视标本之先后，正邪之虚实，孰缓孰急，为之治法。何至类用乌、附、丹剂，僭燥之药，抱薪救火，屠刽何异？古人治战栗，有以大承气汤下之而愈者。恶寒战栗，明是热证④，亦有因久服热药而得之者，但有虚实之分耳。

进士周本道，年近四十，得恶寒证，服附子数日而病甚，求余治。诊其脉弦而似缓，遂以江茶入姜汁、香油些少，吐痰一升许，减绵大半，又与通圣散去麻黄、大黄、芒硝，加当归、地黄，百余贴而安。

[点评] 据《本草纲目》胡麻油条，香油有催吐作用。《本草纲目》引《名区别录》，生姜可祛痰。《本草纲目》茗条，茶经浓煎，可吐风热痰涎。丹溪以三者吐之，用药可谓精妙。

据《格致余论·恶寒非寒病恶热非热病论》，此为真热假寒证，且阴血已伤，故于防风通圣散中减去热性的麻黄，加入当

---

① 夏英公……绵帐：语出《梦溪笔谈·人事一》："夏文庄……人有见其陆行，两车相连，载一物巍然，问之乃绵账也，以数千两绵为之。常服仙茅、钟乳、硫黄，莫知纪极。晨朝每食钟乳粥"。未见乌头、附子，恐丹溪误记。

② 亢则害，承乃制：语出《素问·六微旨大论》："亢则害，承乃制，制则生化，外列盛衰，害则败乱，生化大病"。

③ 火极似水：语出《素问玄机原病式》："由未知阴阳变化之道，所谓木极似金，金极似火，火极似水，水极似土，土极似木者也"。

④ 恶寒战栗，明是热证：语出《素问·至真要大论》："诸禁鼓栗，如丧神守，皆属于火"；《素问·六元正纪大论》："少阴所至为惊惑、恶寒、战栗、谵妄"；《黄帝素问宣明论方·小儿门·小儿病总论》："《素问》云：身热恶寒，战栗惊惑，皆属热证，为少阴君火暴"。"身热恶寒"4句未见于今本《素问》。

归、地黄养血。大黄、芒硝虽然能泻热通便，但恐攻下时伤阴，故去之。此外，丹溪另要求周氏"淡食以养胃，内观以养神"来保养，彼不能然，终附毒发背而死。

又一色目①妇人，年近六十，六月内常觉恶寒战栗，喜啖热，御绵，多汗如雨，其形肥肌厚，已得附子三十余，但浑身痒甚，两手脉沉涩，重取稍大。知其热甚而血虚也。以四物汤去川芎，倍地黄，加白术、黄芪、炒蘗、生甘草、人参，每贴二两重。方与一贴，腹大泄，目无视，口无言，予知其病热深而药无反佐之过也。仍取前药熟炒与之，盖借火力为向导，一贴利止，四贴精神回，十贴病全安。

【点评】活血者耗血，病人血虚，故去川芎而倍地黄，四物配以参、芪、术、草，取归脾丸之意。黄柏清热。

又蒋氏妇，年五十余，形瘦面黑，六月喜热恶寒，两手脉沉而涩，重取似数，以三黄丸②下以姜汁，每三十粒，三十贴微汗而安。彼以积热，瘤冷为叙方之篇目，其得失可知矣。

【点评】由脉象上看，此为真热假寒证，三黄丸中黄芩、大黄、黄连均可清热，大黄兼能活血，姜汁为反佐。

---

① 色目：元代称钦察、回回、唐兀、翰罗思等外族诸姓为色目，地位次于蒙古，优于汉人。

② 三黄丸：组成为黄芩、大黄、黄连。最早见于《备急千金要方·消渴淋闭方》所载巴郡太守奏三黄丸，"治男子五劳七伤，消渴，不生肌肉，妇人带下，手足寒热者"，3 味药物剂量根据季节不同有所调整。

〔《局方》治泻痢门〕

泄痢一门①，其用钟乳健脾丸、朝真丸、驻车丸、诃梨勒丸、大温脾丸、黄连阿胶丸、胡粉丸②、桃花丸、诃黎勒散、木香散、七枣汤、赤石脂散、养脏汤③、御米汤、金粟汤、狗头骨丸、豆蔻丸④、肉豆蔻散、三神丸、丁香豆蔻散、止泻丸⑤，皆用热药为主治，以涩药为佐使，当为肠虚感寒而成滑痢者设也。彼泻痢者将无热证耶？将无积滞耶？

《内经》曰：春伤于风，夏为脓血⑥。多属滞下。夫泻痢证，其类尤多。先贤曰湿多成泻⑦，此确论也。曰风，曰湿，固不可得而通治矣。况风与湿之外，又有杂合受邪，似难例用涩热之剂。今方中书证，有兼治里急者，有兼治后重者，有兼治里急后重者，此岂非滞下之病乎？今泻痢与滞下衮同论治，实实虚虚之患，将不俟终日矣。

或曰：然则泻痢与滞下，为病不同，治法亦别，吾子其能通之乎？

---

① 泄痢一门：《局方》作"治泻痢"。
② 胡粉丸：比照《局方》，当为神效胡粉丸之省称。
③ 养脏汤：比照《局方》，当为纯阳真人养脏汤之省称。
④ 豆蔻丸：比照《局方》，当为肉豆蔻丸之省称。
⑤ 止泻丸：比照《局方》，当为如神止泻丸之省称。
⑥ 春伤于风，夏为脓血：语出《备急千金要方·脾脏方·热痢》："《素问》曰：春伤于风，夏为脓血"。此句未见于今本《素问》。
⑦ 先贤曰湿多成泻：语出《脉诀刊误·五脏歌·脾脏歌一》："湿多成五泄"。

予曰：经曰暴注下迫，皆属于热①。又曰暴注属于火②。又下痢清白属于寒③。热，君火之气；火，相火之气；寒，寒水之气。属火热者二，属水寒者一。泻痢一证，似乎属热者多，属寒者少。详玩《局方》，专以热涩为用。若用之于下痢清白而属于寒者，斯可矣。经所谓下迫者，即里急后重之谓也。其病属火，相火所为，其毒甚于热也，投以涩热，非杀之而何？

谨按仲景之法，谓下痢脉滑而数者，有宿食，当下之④；下痢脉迟而滑者，实也，痢为未止，急下之⑤；下痢脉反滑，当有所去，下之安⑥；下痢不欲食，有宿食者，当下之⑦；下痢腹满痛，为寒为实，当下之⑧；下痢腹坚实，当下之⑨；下痢谵语，有燥矢，当下之⑩；下痢二部皆平，按之心下坚，急下之⑪；下痢已差，至其时复发者，

---

① 暴注下迫，皆属于热：语出《素问·至真要大论》："诸呕吐酸，暴注下迫，皆属于热"。

② 暴注属于火：语出《素问玄机原病式》："暴注……皆属于火"。

③ 下痢清白属于寒：语出《素问玄机原病式》："下利清白……皆属于寒"。

④ 下痢脉滑而数者，有宿食，当下之：语出《伤寒论·辨阳明病脉证并治》："阳明少阳合病，必下利……脉滑而数者，有宿食也，当下之，宜大承气汤"。

⑤ 下痢脉迟而滑者……急下之：语出《伤寒论·辨可下病脉证并治》："下利，脉迟而滑者，内实也，利未欲止，当下之，宜大承气汤"。

⑥ 下痢脉反滑……下之安：语出《金匮要略·呕吐哕下利病脉证治》："下利，脉反滑者，当有所去，下乃愈，宜大承气汤"。

⑦ 下痢不欲食……当下之：语出《伤寒论·辨可下病脉证并治》："下利，不欲食者，以有宿食故也，当下之，宜大承气汤"。

⑧ 下痢腹满痛……当下之：《伤寒论》《金匮要略》中无此条，参考前后文，恐出自《备急千金要方·脾脏方·热痢》："下痢而腹痛满，为寒实，当下之"。

⑨ 下痢腹坚实，当下之：《伤寒论》《金匮要略》中无此条，参考前后文，恐出自《备急千金要方·脾脏方·热痢》："下痢腹中坚者，当下之"。

⑩ 下痢谵语……当下之：语出《伤寒论·辨可下病脉证并治》："下利谵语者，有燥屎也，属小承气汤"。

⑪ 下痢二部皆平……急下之：语出《金匮要略·呕吐哕下利病脉证治》："下利，三部脉皆平，按之心下坚者，急下之，宜大承气汤"。吴氏拜经楼藏本及宽永本俱作"二部皆平"，当为手民之误。

此为下未尽，更下之安①；下痢脉大浮弦，下之当自愈②；风寒下者，不可下，下后心下坚痛，脉迟，此为寒，宜温之③；脉浮大，此为虚，强下之故也，设脉浮革者，因而肠鸣，当温之④；下痢脉迟紧，痛未欲止，当温之⑤；下痢心痛急，当救里，可与理中、四逆、附子辈⑥；下痢大孔痛，宜温之⑦。观仲景可下者十法，可温者五法。

【点评】丹溪所谓仲景可下者十法，可温者五法，或出自《伤寒论》，或出自《金匮要略》。以上两书未载者，最早见于《脉经》，散见在"病可温证"与"平呕吐哕下利脉证"两篇中，亦被《备急千金要方》所收录。唯最后一条"大孔痛"当非仲景所言。一者，《伤寒》《金匮》乃至《脉经》均无该条文，而最早见于《备急千金要方》；二者，"大孔"指代"肛门"的情况，最早似乎见于葛洪的《肘后备急方》，较仲景已晚百年。

---

① 下痢已差……更下之安：语出《伤寒论·辨可下病脉证并治》："下利差，至其年月日时复发者，以病不尽故也，当下之，宜大承气汤"。

② 下痢脉大浮弦，下之当自愈：《伤寒论》《金匮要略》中无此条，参考前后文，恐出自《备急千金要方·脾脏方·热痢》："下痢脉大浮弦，下当已"。

③ 风寒下者……宜温之：《伤寒论》《金匮要略》中无此条，参考前后文，恐出自《备急千金要方·脾脏方·热痢》："风寒重者，不可下。下之后，心下坚痛，脉迟（一作浮），此为寒，但当温之"。

④ 脉浮大……当温之：语出《伤寒论·辨不可下病脉证并治》："下利脉大者，虚也，以强下之故也。设脉浮革，因尔肠鸣者，属当归四逆汤"。

⑤ 下痢脉迟紧……当温之：《伤寒论》《金匮要略》中无此条，参考前后文，恐出自《备急千金要方·脾脏方·热痢》："下痢脉迟紧为痛，未欲止，当温之"。

⑥ 下痢心痛急……附子辈：《伤寒论》《金匮要略》中无此条，参考前后文，恐出自《备急千金要方·脾脏方·热痢》："下痢身躯疼痛，急救里，诸温之属，可与理中、四逆、附子汤热药辈急投之美"。

⑦ 下痢大孔痛，宜温之：《伤寒论》《金匮要略》中无此条，参考前后文，恐出自《备急千金要方·脾脏方·热痢》："下痢大孔痛者，当温暖之"。

再查考《备急千金要方·脾脏方·热痢》，其治下痢条文排列的顺序与《局方发挥》异常相似，故考虑丹溪此处参考了《备急千金要方》，因其中有大量仲景原文，故误将"大孔痛"条认作仲景所言。

然《备急千金要方》有"热痢"篇，亦有"冷痢"篇。丹溪摘抄时为何仅及"热痢"而置"冷痢"于不顾？可叹可叹！

谓之下者，率用承气加减，何尝以砒、丹、巴、硇决烈燥热重毒之剂？谓之温者，率用姜、附为主，何尝用钟乳、龙骨、石脂、粟壳紧涩燥毒之剂？

【点评】仲景治下利，有 3 方用到龙骨或赤石脂。其一为柴胡加龙骨牡蛎汤，出自《伤寒论·辨太阳病脉证并治中》："伤寒八九日，下之，胸满烦惊，小便不利，谵语，一身尽重，不可转侧者，柴胡加龙骨牡蛎汤主之"。此方治疗运用下法之后的变证。

其二为赤石脂禹余粮汤，出自《伤寒论·辨太阳病脉证并治下》："下利不止，心下痞鞕。服泻心汤已，复以他药下之，利不止，医以理中与之，利益甚。理中者，理中焦，此利在下焦，赤石脂禹余粮汤主之"。此方治疗运用错误方法治疗下利而不效的情况。

其三为桃花汤，出自《金匮要略·呕吐哕下利病脉证》："下利，便脓血者，桃花汤主之。桃花汤方：赤石脂（一斤，一半剉，一半筛末），干姜（一两），粳米（一升）"。

赤石脂禹余粮汤与桃花汤均属于仲景用温法治疗下痢的范畴，用到的正是丹溪批判的"钟乳、龙骨、石脂、粟壳紧涩燥毒之剂"，丹溪这一论调似过于草率。

或曰：可下者，岂非肠胃有积滞乎？不用砒、丹、巴、硇，恐积滞未易行也。吾子以为未然，幸发明承气之意可乎？

【点评】《局方·治泻痢》中同时有砒霜、黄丹、巴豆、硇砂的方子为缠金丹，"治大人、小儿一切泻痢，无问冷热赤白，连绵不瘥，愈而复发，腹中疼痛者"。不二丸中有砒霜、黄丹、巴豆而未见硇砂，"治大人、小儿一切泻痢，无问冷热赤白，连绵不瘥，愈而复发，腹中疼痛者"。以上二方似未明言积滞。

灵砂丹治"脏腑怯弱，内有积滞"，其中有砒霜、黄丹，未见巴豆、硇砂；感应丸治"停积胃脘，不能转化；或因气伤冷，因饥饱食"，其中有巴豆而未见砒霜、黄丹、硇砂。

大温脾丸治"脾胃虚弱，冷气攻冲，饮食不化，心腹胀痛"；七宣丸治"风气结聚，宿食不消"；大已寒丸治"胁肋胀满，泄泻肠鸣，自利自汗，米谷不化"；金粟汤治"伤生冷，脾胃怯弱，饮食不消，泄泻不止，连月不瘥"；肠风黑散治"或食生冷，或啖炙爆，或饮酒过度，致使肠胃虚弱"；大香连丸治"米谷不化，腹胀肠鸣"；戊己丸治"米谷迟化，脐腹刺痛"；温中丸治"脾脏伤冷，宿食不消"；罂粟汤治"或饮食生冷，内伤脾胃，或饮酒过度，脐腹疼痛"；丁香豆蔻散治"脾胃虚弱，宿寒停积"；万金饮治"或饮食生冷，伤于脾胃"；神效参香散治"大人、小儿脏气虚怯，冷热不调，积在脏腑，作成痢疾"。以上12方均不含砒、丹、巴、硇。

《局方》用砒、丹、巴、硇治疗积滞的方子仅两个，而不含砒、丹、巴、硇的则有12个。丹溪批评《局方》有过当之嫌。

予曰：大黄之寒，其性善走，佐以厚朴之温，善行滞气，缓以甘草之甘，饮以汤液，灌涤肠胃，滋润轻快，无所留滞，积行即止。砒、丹、巴、硇，毒热类聚，剂成丸药，其气凶暴，其体重滞，积垢虽行，毒气未过。譬如强暴贪贼，手持兵刃，其可使之徘徊顾瞻于堂奥①间乎？借使有愈病之功，其肠胃清淳之气能免旁损暗伤之患乎？仲景治痢，可温者温，可下者下，或解表，或利小便，或待其自已。区别易治、难治、不治之证，至为详密，然犹与滞下衮同立方命论。其后刘河间分别在表、在里、挟风、挟湿、挟热、挟寒、挟虚，明着经络，堤防传变，大概发明滞下证治，尤为切要。有行血则便自安，调气则后重自除②，此实盲者之日月，聋者之雷霆也。

【点评】丹石入方，确是《局方》之过。现虽无饵丹之癖，然诸如关木通、雷公藤，杀敌一千，自损八百，甚至功不抵过者，不如弃之不用。至于山甲片等药，则非至"大段要急之处"，易之以代品即可。孙真人"大医精诚"之诫不可违忘。

或曰：《局方》治法，将终不能仿佛③仲景之方耶？

予曰：圆机活法④，《内经》具举。与经意合者，仲景之书也。仲景因病以制方，《局方》制药以俟病，若之何其能仿佛也？宋命近臣雠校方书，彼近臣者，术业素异，居养不同，焉知为医之事哉？虽然知尊仲景矣，亦未尝不欲效之也，徒以捧心效西施尔。观桃花丸一方

---

① 堂奥：厅堂和内室。奥，室的西南隅。这里比喻体内。
② 行血则便自安，调气则后重自除：出自《素问病机气宜保命集》，原文作"气行而血止，行血则便脓自愈，调气则后重自除"。
③ 仿佛：谓大体相似。
④ 圆机活法：圆机，见解超脱，圆通机变；活法，泛指灵活的原则、方法。

可见矣，即《要略》桃花汤也。仲景以治便脓血，用赤石脂完者，干姜、粳米同煮作汤，一饮病安，便止后药。意谓病属下焦，血虚且寒，非干姜之温、石脂之涩且重，不能止血；粳米味甘，引入肠胃。不使重涩之体少有凝滞，故煮成汤液，药行易散，余毒亦无。《局方》不知深意，不造妙理，但取易于应用，喜其性味温补，借为止泻良方，改为丸药，剂以面糊，日与三服，其果能与仲景之意合否也？

【点评】"汤者荡也，丸者缓也"。剂型的改变对治疗效果亦有影响。所谓中病即止，丹溪此处批评值得现今学者深思。

或曰：河间之言滞下，似无挟虚挟寒者，然乎？否乎？幸明以告我。

予曰：泄痢之病，水谷或化或不化，并无努责，惟觉困倦。若滞下则不然，或脓或血，或脓血相杂，或肠垢，或无糟粕，或糟粕相混，虽有痛、不痛、大痛之异，然皆里急后重，逼迫恼人。考之于经，察之于证，似乎皆热证、实证也。余近年涉历，亦有大虚大寒者，不可不知，敢笔其略，以备采览。

余从叔年逾五十，夏间患滞下病，腹微痛，所下褐色，后重频并，谷食大减，时有微热。察其脉，皆弦而涩，似数而稍长，却喜不甚浮大，两手相等。视其神气大减，余曰：此非滞下，忧虑所致，心血亏、脾气弱耳。遂与参、术为君，当归身、陈皮为臣，川芎、炒白芍药、茯苓为佐使，时暄热甚，加少黄连，与两日而安。

【点评】按丹溪《脉因证治》"下利"条，"凡诸痢泄注，脉沉小者生，浮大者死"。故曰"喜不甚浮大"。方用八珍汤去地黄、甘草来益气补血，又不致滋腻碍胃，又加陈皮健脾行气，黄连清热燥湿。

梅长官年三十余，奉养厚者，夏秋间患滞下，腹大痛。有人教服单煮干姜，与一贴痛定，少顷又作，又与又定，由是服干姜至三斤。八日后予视之。左脉弦而稍大似数，右脉弦而稍大，减亦似数，重取之似紧。余曰：此必醉饱后吃寒冷太过，当作虚寒治之。因其多服干姜，遂教四物汤去地黄，加人参、白术、陈皮、酒红花、茯苓、桃仁，煎入生姜汁，饮之至一月而安。

【点评】既言滞下，则便脓血，故用桃红四物。"脉双弦者寒也，皆大下后善虚"，故曰虚寒，因此去性寒之地黄。加人参、白术、陈皮、茯苓，取六君子汤之意。干姜守而不走，于和血无益，故改用生姜汁。

金氏妇年近四十，秋初尚热，患滞下，腹但隐痛，夜重于昼，全不得睡，食亦稍减，口干不饮，已得治痢灵砂①一贴矣。余视之，两手脉皆涩，且不匀，神思倦甚，饮食全减。因与四物汤倍加白术为君，以陈皮佐之，与十数贴而安。此三病者，若因其逼迫而用峻剂，岂不误人？

【点评】神疲食减为脾虚，故用白术补气健脾为君，陈皮行气醒脾为佐；腹痛夜重于昼、口干不饮、脉涩皆为血瘀，故用四物汤为底方。其组方正是河间"气行而血止，行血则便脓自愈，调气则后重自除"的具体应用。

---

① 治痢灵砂：谓灵砂丹，其治"脏腑怯弱，内有积滞"，方中有砒霜、黄丹。

〔《局方》诸汤门〕

或曰：《局方》诸汤，可以清痰，可以消积，可以快气，可以化食。口鼻既宜，胸膈亦纾，平居无事，思患预防，非方之良者乎？

予曰：清香美味，诚足快意；揆之造化①，恐未必然。经曰：阴平阳秘，精神乃治②。气为阳宜降，血为阴宜升，一升一降，无有偏胜，是谓平人。今观诸汤，非豆蔻、缩砂、干姜、良姜之辛宜于口，非丁香、沉、檀、苏、桂之香宜于鼻，和以酸、咸、甘、淡，其将何以悦人？奉养之家，闲佚之际，主者以此为礼，宾朋以此取快。不思香辛升气，渐至于散；积温成热，渐至郁火；甘味恋膈，渐成中满。脾主中州，本经自病，传化失职，清浊不分，阳亢于上，阴微于下，谓之阴平可乎？谓之阳秘可乎？将求无病，适足生病；将求取乐，反成受苦。经曰：久而增气，物化之常，气增而久，夭之由也③。其病可胜言哉？

或曰：舍利别④非诸汤之类乎，其香、辛、甘、酸，殆有甚焉，何言论弗之及也？

---

① 造化：指自然。

② 阴平阳秘，精神乃治：语出《素问·生气通天论》："故阳强不能密，阴气乃绝；阴平阳秘，精神乃治；阴阳离决，精气乃绝"。

③ 气增而久，夭之由也：语出《素问·至真要大论》："久而增气，物化之常也。气增而久，夭之由也"。

④ 舍利别：又名摄里白、舍儿别、舍儿八、沙剌必等，是阿拉伯语饮料、果汁饮料、果子露、果酒、药露的音译，在元代深受上层统治者的欢迎。

予曰：谓之舍利别者，皆取时果之液，煎熬如饧①而饮之。稠之甚者，调以沸汤，南人因名之曰煎。味虽甘美，性非中和。且如金樱煎②之缩小便，杏煎、杨梅煎③、蒲桃煎④、樱桃煎⑤之发胃火，积而至久，湿热之祸有不可胜言者。仅有桑椹煎无毒，可以解渴，其余味之美者，并是嬉笑作罪，然乎？否乎？

---

① 饧（xíng 行）：用麦芽或谷芽熬成的饴糖。

② 金樱煎：《普济方·诸汤香煎门·诸煎》："金樱煎，用严霜时，取金樱子，先搓去刺，然后去穰捣烂，用鱼酢取汁。绢帛滤过，慢火熬成膏。后入檀香诸香在内，瓦罐收贮。沸汤点服，酒调能驻容颜。"

③ 杨梅煎：《普济方·诸汤香煎门·诸煎》："梅汤煎，取熟杨梅，于瓦器内罨一宿，即烂。用绢袋沥出汁，慢火熬成膏。瓦罐盛贮，每用入蜜少许，沸汤点服。"

④ 蒲桃煎：《居家必用事类全集·渴水（番名摄里白）》："葡萄渴水。生葡萄不计多少，擂碎，滤去滓，令净。以慢火熬，以稠浓为度。取出，收贮净磁器中。熬时切勿犯铜铁器。葡萄熟者不可用，止可造酒。临时斟酌，入炼过熟蜜及檀末、脑麝少许。"

⑤ 樱桃煎：《饮膳正要·诸般汤煎》："樱桃煎。樱桃（五十斤取汁）、白砂糖（二十五斤），同熬成煎。"

〔《局方》治妇人诸疾门〕

或曰：妇人一门，无非经候、胎产、带下，用药温暖，于理颇通，吾子其无忘言乎？

予曰：妇人以血为主，血属阴，易于亏欠，非善调摄者，不能保全也。余方是否，姑用置之，若神仙聚宝丹①，则有不能忘言者。其方治血海虚寒、虚热盗汗，理宜补养，琥珀之燥、麝香之散，可以用乎？面色萎黄、肢体浮肿，理宜导湿，乳香、没药固可治血，可以用乎？胎前产后，虚实不同，逐败养新，攻补难并，积块坚瘕，赤白崩漏，宜于彼者，必妨于此，而欲以一方通治乎？世人以其贵细温平，又喜其常服可以安神去邪、令人有子。殊不知积温成热，香窜散气，服者无不被祸。自非五脏能言，医者终不知觉，及至变生他病，何曾归咎此丹？

余侄女，形色俱实，以得子之迟服此药，背上发痛，证候甚危。余诊其脉，散大而涩，急以加减四物汤百余贴补其阴血，幸其质厚，易于收救，质之薄者，悔将何及？

若五积散②之治产后余血作痛，则又有不能忘言者。以苍术为君，麻黄为臣，厚朴、枳壳为佐，虽有芍药、当归之补血，仅及苍术

---

① 神仙聚宝丹：查考《局方》，神仙聚宝丹中有没药、琥珀、木香、当归、辰砂、麝香、滴乳香等药。
② 五积散：查考《局方》，五积散中有白芷、川芎、炙甘草、茯苓、当归、肉桂、芍药、半夏、陈皮、枳壳、麻黄、苍术、干姜、桔梗、厚朴等药。

三分之一①。且其方中言妇人血气不调，心腹撮痛，闭而不行，并宜服之②，何不思产后之妇，有何寒邪？血气未充，似难发汗。借曰推陈致新，药性温和，岂可借用麻黄之散，附以苍术、枳、朴？虚而又虚，祸不旋踵，率尔用药，不思之甚。

【点评】仲景用当归生姜羊肉汤治疗妇人产后腹中疞痛。考虑到当归生姜羊肉汤还可治疗腹中寒疝，虚劳不足，则这类腹中疞痛也应是由寒造成的。而丹溪却认为妇人产后无寒邪，这种论断过于绝对。

且查考《局方》，五积散主治中仅有"妇人血气不调，心腹撮痛，经候不调，或闭不通"，在加减变化中也仅提及"妇人难产"，并无"产后余血作痛"。丹溪"推陈致新，药性温和"的观点固然精妙，然其批驳的对象却是子虚乌有。可叹可叹！

或曰：初产之妇，好血已亏，瘀血尚留，黑神散③非要药欤？

予曰：至哉坤元，万物资生④，理之常也。初产之妇，好血未必亏，污血未必积，脏腑未必寒，何以药为？饮食起居，勤加调护，何病之有？诚有污血，体怯而寒，与之数帖亦自简便。或有他病，当求

---

① 虽有芍药……三分之一：查考《局方》，五积散中当归、芍药各三两，苍术二十四两，当归、芍药的用量为苍术的四分之一。丹溪谓"三分之一"，当是误记。

② 且其方中……并宜服之：《局方》原文作"若产后寒热，腹中刺痛，则有败血，当用五积散加醋煎及大圣散服之"，非仅用五积散。查考《局方》，大圣散中有泽兰、石膏、卷柏、白茯苓、防风、厚朴、细辛、柏子仁、桔梗、吴茱萸、五味子、人参、藁本、干姜、川椒、白芷、白术、黄芪、川乌、川芎、芍药、当归、白薇、阿胶、肉桂、生干地黄等药。

③ 黑神散：查考《局方》，黑神散中有黑豆、熟干地黄、当归、肉桂、干姜、炙甘草、芍药、蒲黄等药。

④ 至哉坤元，万物资生：语出《周易·坤·彖》："至哉坤元，万物资生，乃顺承天"。

病起何因，病在何经。气病治气，血病治血，寒者温之，热者清之，凝者行之，虚者补之，血多者止之，何用海①制此方，不恤无病生病？彼黑神散者，用干姜、当归之温热，黑豆之甘，熟地黄之微寒以补血之虚；佐以炒蒲黄之甘，以防出血之多；芍药之酸寒，有收有散，以为四药之助；官桂之大辛热，以行滞气，推凝血；和以甘草之缓。其为取用，似乎精密。然驱逐与补益似难同方施治，设有性急者、形瘦者、本有怒火者、夏月坐蓐者②，时有火令，姜、桂皆为禁药。《论语》未达之戒③，不知谁执其咎？

【点评】丹溪谓黑神散"驱逐与补益似难同方施治"，然其在上文苏合香丸条中明言"古人制方用药群队者，必是攻补兼施"，且在其《格致余论》中亦有"先哲制为万病丸、温白丸等剂，攻补兼施，寒热并用"的论述，为何出自《局方》的黑神散就不能有攻补兼施之功？

"性急者、形瘦者、本有怒火者、夏月坐蓐者，时有火令，姜、桂皆为禁药"。此说确为至理。然《局方》另有与黑神散主治类似而药用寒凉者。黑神散"治妇人产后恶露不尽，胞衣不下，攻冲心胸痞满"；蒲黄散则"治产后恶露不快，血上抢心，烦闷满急，昏迷不省，或狂言妄语，气喘欲绝"。两方主治极其类似。而蒲黄散药用干荷叶、牡丹皮、延胡索、生干地黄、炙甘草、生蒲黄，似乎正对应了丹溪假设的情况，缘何丹溪不提及此方？若因庸医、病患只知黑神散，则《局方》何罪之有？

---

① 海：没有节制，漫无边际。

② 坐蓐：临产。旧时妇女分娩时身下铺草，故谓之"坐蓐"。

③ 未达之戒：语出《论语·乡党》："康子馈药，拜而受之。曰：丘未达，不敢尝"。达，通晓，明白。

至于将护之法，尤为悖理。肉汁发阴经之火，易成内伤之病，先哲具有训戒，胡为以羊鸡浓汁作糜？而又常服当归丸、当归建中汤、四顺理中丸，虽是滋补，悉犯桂、附、干姜僭热之剂①，脏腑无寒，何处消受？若夫儿之初生，母腹顿宽，便啖鸡子，且吃火盐②，不思鸡子难化，火盐发热，展转为病。医者不识，每指他证，率尔用药，宁不误人？余每见产妇之无疾者，必教以却去黑神散与夫鸡子、火盐、诸般肉食，且与白粥将理，间以些少石首鲞③，煮令甘淡食之。至半月以后，方与少肉，若鸡子亦须豁开淡煮，大能养胃却疾。

【点评】《局方》"产后将护法"曰："两腊之后，方得食糜烂肉食。满月之内，尤忌任意饮食。"南宋吴自牧《梦粱录·育子》："足月，既坐蓐分娩，亲朋争送细米炭醋……七日名一腊，十四日谓之二腊，二十一日名曰三腊。女家与亲朋俱送膳食，如猪腰肚蹄脚之物"。

丹溪提倡的"半月以后，方与少肉"，与《局方》"两腊之后，方得食糜烂肉食"正合。《局方》明确提出"满月之内，尤忌任意饮食"，且仅仅提及"常服当归丸、当归建中汤、四顺理中丸"，未提及黑神散，则丹溪所谓"黑神散与夫鸡子、火盐、诸般肉食"之将护法，其果《局方》之祸乎？据《梦粱录》所载"女家与亲朋俱送膳食，如猪腰肚蹄脚之物"，则庸医、习俗恐难辞其咎矣！

---

① 悉犯桂、附、干姜僭热之剂：当归丸中有附子、干姜，当归建中汤中有肉桂，四顺理中丸中有干姜。

② 火盐：即炒盐。

③ 石首鲞(xiǎng 响)：查考《本草纲目》，石首鲞又名黄花鱼，即今黄鱼。李时珍曰："(石首)鲞饮咸水而性不热。"鲞，干鱼。

彼富贵之家，骄恣之妇，卒有白带、头风、气痛、膈满、痰逆、口干、经水不调、发脱、体热，皆是阳胜阴虚之病。天生血气，本自和平，曰胜曰虚，又焉知非此等缪妄有以启之耶？

附录

至宝丹

疗卒中急风不语，中恶气绝，中诸物毒暗风，中热疫毒，阴阳二毒，山岚瘴气毒，蛊毒水毒，产后血晕，口鼻血出，恶血攻心，烦躁气喘，吐逆，难产闷乱，死胎不下。以上诸疾，并用童子小便一合，生姜自然汁三五滴，入于小便内温过，化下三丸至五丸，神效。又疗心肺积热，伏热呕吐，邪气攻心，大肠风秘，神魂恍惚，头目昏眩，睡眠不安，唇口干燥，伤寒狂语，并皆疗之。

生乌犀屑　朱砂　雄黄　生玳瑁屑　琥珀 各一两　麝香　龙脑 各一分　金箔　银箔 各五十片　牛黄 半两　安息香 一两半

灵宝丹

治中风手足不仁，言语謇涩。或痛连骨髓，或痹袭皮肤，瘙痒如虫行，顽痹如铁石，或多痰好睡，或健忘多嗔，血脉不行，肉色干瘦，或久在床枕，起便须人，语涩面浮，惟觉不健，或偶萦疾苦，卒暴而终，并皆治之。

硫黄 一两　自然铜 一两　雄黄 一两　光明砂 一两半　磁石　紫石英　阳起石　长理石 各三分　虎胫骨　腽肭脐　龙齿　龙脑　麝香　牛黄 各一两　钟乳 十两　天麻　远志　仙灵脾　巴戟　乌蛇　苦参 各一两一分　肉桂　鹿茸　木香　肉豆蔻 各一两半　延胡索　胡桐律 各三分　半夏　当归 各一两　生地黄汁　童子小便　无灰酒 各一升　皂荚仁 一两半

润体丸

治诸风手足不遂，神志昏愦，语言謇涩，口眼㖞僻，筋脉挛急，骨节烦疼，头旋眩晕，恍惚不宁，健忘怔忡，痰涎壅滞，及皮肤顽厚，麻痹不仁。

防风一两半　白龙脑　乳香　羚羊角末　附子　白僵蚕　槟榔　肉豆蔻仁　沉香　蒺藜子　丁香　蔓荆子　牛黄　藿香叶　麻黄　生犀角末　雄黄　麝香　木香　辰砂各一两　茯苓　白附子　羌活　原蚕蛾　人参　肉桂　芎劳各一两半　真珠末　独活各三分　干蝎　半夏　川乌头各二两　白花蛇　天麻各三两　琥珀　腻粉　白豆蔻仁各半两　金箔六十片

娄金丸

治诸风神志不定，恍惚去来，舌强语涩，心怔烦闷，口眼喎僻，手足弹曳，及风虚眩冒，头目昏痛，或旋晕僵仆，涎潮搐搦，卒中急风，不省人事。小儿惊风诸痫，并皆治之。

甘菊四两　黄芪　藁本　白僵蚕　甘草　羌活　麻黄　茯苓　芍药　犀角各二两　白芷　南星　细辛　人参　防风　川芎各一两半　龙脑　牛黄　麝香　白附子　天竺黄各一两　白花蛇　天麻各三两　生地黄汁五升　金箔一百片

龙虎丹

治丈夫、妇人新得、久患急、缓风，半身不遂，手脚筋衰，及风毒攻注，遍身疮疥，头风多饶白屑，毒风面上生疮，刺风状如针刺，痫风急倒作声，顽风不认痛痒，病风颈生斑驳，暗风头旋眼黑，瘂风面生赤点，肝风鼻闷眼𥆧，偏风口眼喎斜，节风肢节断续，脾风心多呕逆，酒风行步不前，肺风鼻塞项疼，胆风令人不睡，气风肉似虫行，肾风耳内蝉鸣，阴间湿痒。

黑牵牛　藿香叶　天麻　牛膝　硫黄　天竺黄　细辛　半夏　附子　何首乌　羌活　独活　柴胡　川芎　桔梗各二两　寒水石一斤　茴

香　甘松　肉桂　五灵脂　白芷　菊花　川乌　白僵蚕　缩砂仁各五两　牙硝　木香　水银　雄黄　麝香各一两　地龙　白干姜　朱砂　白蒺藜　防风各三两　乌蛇八两　龙脑半两

排风汤

男子、妇人风虚冷湿，邪气入脏，狂言妄语，精神错乱。肝风发则面青心闷，吐逆呕沫，胁满头眩重，耳不闻人声，偏枯筋急，曲拳而卧。心风发则面赤翕然而热，悲伤嗔怒，目张呼唤。脾风发则面黄，身体不仁，不能行步，饮食失味，梦寐倒错，与亡人相随。肺风发则面白，咳逆唾脓血，上气奄然而极。肾风发则面黑，手足不随，腰痛难以俯仰，痹冷骨疼。若有此候，令人心惊，志意不定，恍惚多忘。服此汤安心定志，聪耳明目，通脏腑诸风疾。

白鲜皮　当归　肉桂　芍药　杏仁　甘草　防风　芎䓖　白术各二两　独活　麻黄　茯苓各三两

骨碎补丸

治肝肾风虚，上攻下注，筋脉拘挛，骨节疼痛，头面浮肿，手臂少力，腰背强痛，脚膝缓弱，屈伸不利，行履艰难，并宜服。

荆芥穗　白附子　牛膝　肉苁蓉各一两　骨碎补　威灵仙　缩砂仁各半两　地龙　没药各二钱半　自然铜　草乌头　半夏各半两

乳香宣经丸

治体虚为风、湿、寒、暑进袭，四气相搏，半身不遂，手足顽麻，骨节烦疼，足胫浮肿，恶寒发热，渐成脚气。肝肾不足，四肢挛急，遍身攻注，或闪肭打扑，内伤筋骨。男子疝气，妇人经脉不调。常服活血止痛，补虚，壮筋骨。

川楝子　牵牛子　乌药　茴香　橘皮　革薢　防风各二两　乳香　草乌　五灵脂各半两　威灵仙二两

换腿丸

治足三阴经虚，为风、寒、暑、湿进袭，挛痹缓弱，上攻胸胁肩背，下注脚膝疼痛，渐成风湿脚气，行步艰辛，足心如火，上气喘急，食不思食。

薏苡仁　石楠叶　石斛　萆薢　川牛膝　天南星　羌活　防风黄芪　当归　天麻　续断各一两半　槟榔二两半　木瓜四两

七圣散

治风湿流注经络间，肢节缓纵不遂，或脚膝疼痛，不能步履。

续断　独活　防风　杜仲　萆薢　牛膝　甘草各半两

活血应痛丸

治风湿客于肾经，血脉凝滞，腰腿重疼，不能转侧，皮肤不仁，遍身麻木。上攻，头面虚肿，耳内常鸣；下注，脚膝重痛少力，行履艰难。亦治项背拘挛，不得舒畅。常服活血脉，壮筋骨，使气脉宣流。

狗脊四斤　苍术六斤　香附子七斤半　陈皮五斤半　没药一十二两　威灵仙二斤　草乌头一斤半

三生饮

治卒中昏不知人，口眼㖞斜，半身不遂，咽喉作声，痰气上壅。无问外感风寒，内伤喜怒，或六脉沉伏，或指下浮盛，并宜服之。兼治痰厥、气厥，及气虚眩晕，大有神效。

南星一两　木香一分　川乌　附子各半两

小续命汤

治卒暴中风不省人事，渐觉半身不遂，口眼㖞斜，手足战掉，语言謇涩，肢体麻痹，神情气乱，头目眩重，痰涎并多，筋脉拘挛，不能屈伸，骨节烦疼，不得转侧，及治诸风，服之皆验。若治脚气缓弱，久服得瘥。久病风人，每遇天色阴晦，节候变更，宜预防之，以防暗痖。

防己　肉桂　黄芩　杏仁　芍药　甘草　芎䓖　麻黄　人参各一两　防风一两半　附子半两

经进地仙丹

治男子五劳七伤，肾气虚惫，精神耗减，行步艰辛，饮食无味，眼昏耳焦，面色黧黑，皮肤枯燥；女人血海虚冷，月经不调，脏寒少子，下部秽恶。又治诸痔瘘疮，肠风泻血，诸风诸气，并皆疗之。

人参　黄芪各一两半　附子　川椒　苁蓉各四两　川乌　茯苓　甘草　白术各一两　菟丝子　覆盆子　天南星　防风　白附子　何首乌各二两　牛膝四两　狗脊　赤小豆　骨碎补　乌药　羌活　萆薢各二两　木鳖子　地龙各三两

安息香丸

治一切冷气，心腹疼痛，胸膈噎塞，胁肋膨胀，心下坚痞，腹中虚鸣，哕逆恶心，噫气吞酸，胃中冷逆，呕吐不止，宿饮不消，胸膈刺痛，时吐清水，不思饮食，并皆治之。

肉桂　诃子二两　阿魏一分　茯苓　当归　干姜　肉豆蔻　川芎　丁香　缩砂仁　五味子　巴戟　益智　白豆蔻各一两半　硇砂　槟榔　荜澄茄　芍药　莪术　三棱　安息香　香附　茴香各一两半　胡椒　高良姜　木香　沉香　乳香　丁香各一两

丁沉丸

治一切冷气攻心腹，胁肋胀满刺痛，胸膈噎塞，痰逆恶心，噫气吞酸，不思饮食，胃中冷逆，呕吐不止，及翻胃隔气，宿食留饮，心痛霍乱，妇人血气心腹痛，并皆治之。

甘草　青皮　丁香　白豆蔻仁　沉香　木香　槟榔　肉豆蔻仁各

五两　白术四十两　人参　茯苓　诃黎勒各十两　肉桂　干姜各二两半　麝香一两

大沉香丸

治一切冷气攻心腹刺痛，胸膈噎塞，呕吐痰水，噫气吞酸，口苦舌涩，不思饮食，膀胱、肾间冷气攻冲，腰背拘急，脐腹绞痛，手足逆冷，小便滑数。又治卒暴心痛，霍乱吐利，疝瘕气痛，妇人血气刺痛，并宜服之。

天台乌药　白芷　甘松　甘草各二斤半　姜黄　檀香　干姜　肉桂各二十两　白豆蔻十两　沉香二十两　香附子五斤

理中丸

理中焦不和，脾胃宿冷，心下虚痞，腹中疼痛，胸胁逆满，噎塞不通，呕吐冷痰，饮食不下，噫醋吞酸，口苦失味，怠惰嗜卧，全不思食。又治伤寒、时气，里寒外热，霍乱吐利，心腹绞痛，手足不和，身热不渴，及肠鸣自利，米谷不化。

白术　干姜　人参　甘草各二十两

紫苏子丸

治一切气逆，胸膈噎闷，心腹刺痛，胁肋胀满，饮食不消，呕逆欲吐，及治肺胃伤冷，咳嗽痞满，或上气奔急，不得安卧。

紫苏子　陈皮各二两　肉桂　人参　高良姜各一两

匀气散

治气滞不匀，胸膈虚痞，宿冷不消，心腹刺痛。除胀满噎塞，止呕吐恶心。常服调顺脾胃，进美饮食。

丁香　檀香　木香　白豆蔻仁各二两　藿香叶　甘草各八两　缩砂仁四两

如神丸

治一切冷热气，消癖气，和脾胃，补下元。

天南星　羌活　白芷　甘草　京三棱　干姜　附子　半夏_{等分}

集香丸

治一切气疾，胸膈痛闷，胁肋胀满，心腹疼痛，噫气吞酸，呕逆恶心，不思饮食；或因酒过伤，脾胃不和，并皆治之。

白豆蔻仁　缩砂仁　木香　姜黄_{各四两}　丁香_{六两}　香附子_{四两八钱}麝香_{八钱}　甘草_{十六两}

白沉香散

治一切冷气攻冲心腹，胁肋胀满，噫醋吞酸，胸膈噎塞，饮食减少。常服坠气和脾胃。

川白姜　半夏曲　白茯苓　附子　诃子肉　干山药　沉香　白术木香　人参_{各一两半}　丁香_{半两}　甘草_{六钱}

煨姜丸

治本脏虚，饮食不化，或成疰癖，或发心痛，冷积水脾，结聚疼痛，一切冷气等疾。

附子_{二十五两}　硇砂_{半钱}　木香_{十二两半}　生姜_{一块}

盐煎散

治男子、妇人一切冷气攻冲，胸胁及前后心连背脊疼痛，转项拘急，或脾胃虚冷，不思饮食，时发呕吐，霍乱转筋，脐腹冷疼，泄泻不止，及膀胱成阵刺痛，小肠气吊，内外肾疼。又治妇人血气刺痛，血积血瘕，绕脐撮痛，并皆治之。又方见后。

草果仁　缩砂仁　槟榔　厚朴　肉豆蔻　羌活　苍术　陈皮　荜澄茄　枳壳　良姜　茯苓　大麦芽　茴香　川芎　甘草_{各二两}

七气汤

治虚冷上气，及寒气、热气、怒气、恚气、喜气、忧气、愁气，内结积聚，坚牢如杯，心腹绞痛，不能饮食，时发时止，发即欲死，此药主之。

人参　甘草_炙　肉桂_{各一两}　半夏_{五两}

温白丸

治心腹积聚，久癥癖块，大如杯碗，黄疸宿食，朝起呕吐，支满上气，时时腹胀，心下坚结，上来抢心，傍攻两胁。十种水病，八种痞塞，翻胃吐逆，饮食噎塞，五种淋疾，九种心痛，积年食不消化，或疟疾连年不瘥，及疗一切诸风，身体顽痹，不知痛痒，或半身不遂，或眉发堕落，及疗七十二种风，三十六种遁尸疰忤，及癫痫。或妇人诸疾，断续不生，带下淋沥，五邪失心，愁忧思虑，意思不乐，饮食无味，月水不调，及腹中一切诸疾，有似怀孕，连年累月，羸瘦困弊，或歌或哭，如鬼所使，但服此药，无不除愈。

川乌_{二两半}　柴胡　桔梗　吴茱萸　菖蒲　紫菀　黄连　干姜肉桂　茯苓　蜀椒　人参　厚朴　皂荚　巴豆_{各半两}

九痛丸

治九种心痛：一虫心痛，二疰心痛，三风心痛，四悸心痛，五食心痛，六饮心痛，七冷心痛，八热心痛，九去来心痛。又治连年流注心胸痛，并疗冷冲上气，落马堕车，瘀血等疾。

狼毒_{一两}　附子_{三两}　干姜　巴豆　人参　吴茱萸_{各一两}

生气汤

治男子、妇人一切冷气攻心腹，胁肋胀满刺痛，噫醋吞酸，痰逆呕吐，胸膈痞闷，饮食不美。又治五膈、五噎，一切气疾。常服除邪冷，生胃气。

盐二两半　丁香皮一两　胡椒二钱半　丁香　檀香各一两半　干姜　甘草各二两

五膈丸

治因愁忧思虑，饮食不节，动气伤神，致阴阳不和，脏腑生病，结于胸膈，遂成忧膈、气膈、食膈、饮膈、劳膈之病。若食生冷即发，心胸痞满，气不得通，疼痛如刺，及引背膂，食即不下，心下坚痛，痛即欲吐，得吐即已，甚者手足逆冷，上气咳逆，喘息短气。

蜀椒　细辛　肉桂　远志各三两　麦门冬　甘草各五两　干姜二两　人参四两　附子一两半

五膈宽中散

治因忧恚、寒热动气伤神，致阴阳不和，腑脏生病，结于胸膈之间，遂成五隔之病：一曰忧膈，胸中气结，津液不通，饮食不下，羸瘦短气；二曰恚膈，心下实满，噫辄醋心，饮食不消，大小便不利；三曰气膈，胸胁逆满，噎塞不通，噫闻食臭；四曰寒膈，心腹胀满，咳嗽气逆，腹上苦冷雷鸣，绕脐痛，不能食肥；五曰热膈，五心中热，口中烂，生疮，四肢烦重，唇口干燥，身体或热，腰背疼痛，胸痹引背，不能多食，及一切气疾，并皆治之。

白豆蔻二两　甘草五两　木香三两　厚朴一斤　缩砂仁　丁香　青皮　陈皮各四两　香附子十六两

膈气散

治五种膈气，三焦痞寒，胸膈满闷，背膂引疼，心腹膨胀，胁肋刺痛，食饮不下，噎塞不通，呕吐痰逆，口苦吞酸，羸瘦少力，短气烦闷。常服顺气宽中，消痃癖积聚，散惊忧恚气。

肉豆蔻仁　木香　干姜　厚朴　青皮　甘草各五两　三棱　益智仁　莪术　肉桂　陈皮　槟榔　枳壳各十两

酒癥丸

治饮酒过度，头旋恶心，呕吐不止，及酒积停于胃间，遇饮即吐，久而成癖。

雄黄_{六个，如皂荚子大} 巴豆 蝎梢_{各十五个}

草豆蔻散

治脾胃不调，胸膈满闷，饮食不化，呕逆恶心，或霍乱呕吐，心腹刺痛，肠鸣泄利，水谷不分。

草豆蔻_{一斤} 生姜_{二斤} 甘草_{八两}

撞气阿魏丸

治五种噎疾，九般心痛，痃癖气块，冷气攻刺，及脾胃停寒，胸满膨胀，腹痛肠鸣，呕吐酸水，丈夫小肠气，妇人血气、血刺等疾。

茴香 青皮 甘草 蓬莪术 川芎 陈皮_{各一两} 白芷_{半两} 丁香皮_{一两} 缩砂仁 肉桂_{各半两} 生姜_{四两} 胡椒 阿魏_{各二钱半}

人参丁香散

治大人、小儿呕吐不已，粥饮汤药不下。凡呕吐之病，皆因三焦不调，脾胃虚弱，冷热失和，邪正相干，清浊不分，阴阳错乱，停痰留饮，不能运化，胸膈痞满，呕逆恶心，腹胁胀痛，短气噎闷，咳呕痰水，噫醋吞酸，不思饮食，渐至羸瘦，及疗女人妊娠阻病，心中烦愦，头目眩重，憎闻食气，呕吐烦闷，颠倒不安，四肢困弱，不自胜持，多卧少起。又治久病羸弱，脾胃虚极，中满呕逆，全不入食，并宜服之。

白芍药_{半斤} 当归 丁香 丁皮 肉桂 蓬莪术 人参_{各二两} 干姜 茯苓 香附 白术 甘草 山药_{各四两}

丁沉煎丸

辟雾露寒邪，散膈脘凝滞，调顺三焦，和养荣卫。治心胸痞闷，噎醋吞酸，呕逆痰水，津液不收，两胁刺痛，腹中坚满，口苦无味，不思饮食。

丁香十二两　沉香二两　木香一钱半　丁香皮一两　白豆蔻仁九两半

倍术丸

治五饮酒癖：一曰留饮，停水在心下；二曰澼饮，水澼在两胁下；三曰痰饮，水在胃中；四曰溢饮，水溢在膈上五脏间；五曰流饮，水在肠间，动摇有声。皆因饮酒冒寒，或饮水过多所致。此药并治之。

干姜　肉桂各半斤　白术一斤

消饮丸

疗酒癖停饮，痰水不消，满逆呕吐，目暗耳聋，胁下急痛，腹中水声。

枳实半两　茯苓　干姜各三两　白术八两

温中化痰丸

治停痰留饮，胸膈满闷，头眩目晕，好卧减食，咳嗽呕吐，气短恶心。或饮酒过多，或引饮无度，或过伤生冷，痰涎并多，呕哕恶心，并宜服之。

青皮　良姜　干姜　陈皮各五两

丁香五套丸

治胃气虚弱，三焦痞涩，不能宣行水谷，故为痰饮。结聚胸膈之间，令人头昏目眩，胸膈胀满，咳嗽气急，呕吐腹疼；伏于中脘，亦令臂疼不举，腰腿沉重。久而不散；流入于脾，脾恶湿，得水则胀，胀则不能消化水谷，又令腹中虚满而不食也，此药主之。

南星　半夏各二两　干姜　白术　良姜　茯苓各一两　丁香　木香青皮　陈皮各半两

养正丹

却邪辅正，助阳接真。治元气虚亏，阴邪交荡，正气乖常，上盛下虚，气不升降，呼吸不足，头旋气短，心神怯弱，梦寐惊悸，遍体盗汗，腹痛腰疼；或虚烦狂言，口干上喘，翻胃吐食，霍乱转筋，咳逆不定。又治中风涎潮，不省人事，阳气欲脱，四肢厥冷。如伤寒阴盛，自汗唇青脉沉，最宜服之。及妇人产后，血气身热，月候不均，带下腹痛，悉能治疗。常服济心火，强肾水，进饮食。

水银　硫黄　朱砂　黑锡各一两

黑锡丹

治脾元久冷，上实下虚，胸中痰饮，或上攻头目彻痛，目睁昏眩，及奔豚气上冲，胸腹连两胁膨胀刺痛不可忍，气欲绝者；及阴阳气上下不升降，饮食不进，面黄羸瘦，肢体浮肿，五种水气，脚气上攻；及牙龈肿痛，满口生疮，齿欲落者；兼治脾寒心痛，冷汗不止；或卒暴中风，痰潮上膈，言语艰涩，神昏气乱，喉中痰响，状似瘫痪，曾用风药吊吐不出者，宜用此药百粒，煎姜、枣汤灌之，压下风涎，即时苏省，风涎自利。或触冒寒邪，霍乱吐泻，手足逆冷，唇口青黑；及男子阳事痿怯，脚膝酸软，行步乏力，脐腹虚鸣，大便久滑；及妇人血海久冷，白带自下，岁久无子，血气攻注头面四肢，并宜服之。兼疗膈胃烦壅，痰饮虚喘，百药不愈者。常服克化饮食，养精神，生阳逐阴，消磨冷滞，除湿破癖，不动真气，使五脏安宁，六腑调畅，百病不侵。

沉香　附子　胡芦巴　阳起石　茴香　破故纸　肉豆蔻　金铃子木香各一两　肉桂半两　黑锡　硫黄各二两

养气丹

治诸虚百损，脾元耗惫，真阳不固，三焦不和，上实下虚，中脘痰饮上攻，头目昏眩，八风五痹，或卒暴中风，痰潮上膈，言语謇涩，神昏气乱，状若瘫痪；及奔豚肾气上冲，胸腹连两胁膨胀刺痛不可忍者。阴阳上下，气不升降，饮食不进，面无精光，肢体浮肿，五种水气。脚气上冲，腰背倦痛。夜梦鬼交，觉来盗汗，胃冷心疼，小便滑数，牵引小腹，足膝缓弱，步履艰难。妇人血海久冷，赤白带下，岁久无子，及阴毒伤寒，面青舌卷，阴缩难言，四肢厥冷，不省人事者，急服百丸，用生姜、大枣煎汤灌之，即便回阳，命无不活。或触冒寒邪，霍乱吐泻，手足逆冷，六脉沉伏，唇口青黑，腹胁攻刺，及男子阳事痿怯，脚膝酸疼，腹脐虚鸣，大便自滑，兼疗膈胃烦壅，痰饮虚鸣，百药不愈者。常服助养真气，生阳逐阴，温平不僭，消磨冷滞，克化饮食，使五脏安宁，六腑调畅，百病不侵。出入道途，宜将此药随行，缓急服饵，大有功效。

禹余粮石　紫石英　赤石脂各半斤　代赭石一斤　磁石半斤　附子二两　肉苁蓉一两半　当归　茴香　破故纸　木香　肉桂　巴戟　肉豆蔻　丁香　山药　鹿茸　白茯苓　沉香　远志各一两　乳香　五灵脂　没药各一两　朱砂　阳起石　钟乳粉各一两

苏合香丸

疗传尸骨蒸，殗殜肺痿，疰忤鬼气，卒心痛，霍乱吐利，时气鬼魅，瘴疟，赤白暴利。瘀血月闭，痃癖，丁肿，惊痫，鬼忤中人，小儿吐乳，大人狐狸等病。

白术　青木香　乌犀屑　香附子　朱砂　诃黎勒　白檀香　安息香　沉香　麝香　丁香　荜茇各二两　龙脑　苏合香油各一两　熏陆香一两

接气丹

治真元虚惫，阴邪独盛，阳气暴绝，或大吐大泻，久痢虚脱等病。余同黑锡丹治状，此药尤佳。

沉香一两　硫黄　黑锡各二两　牛膝　白术　苁蓉各半两　丁香三钱
川楝子　木香　茴香　肉豆蔻　破故纸　桂心　附子　胡芦巴　阳起
石各一两

养脾丸

治脾胃虚冷，心腹绞痛，胸膈满闷，胁肋虚胀，呕逆恶心，噫气
吞酸，泄泻肠鸣，米谷不化，肢体倦怠，不思饮食。

大麦蘖　白茯苓　人参各一斤　干姜　缩砂各二斤　白术半斤　甘草
一斤半

嘉禾散

治中满下虚，五噎五膈，脾胃不和，胸膈痞闷，胁肋胀满，心腹
刺痛，不思饮食，或多痰逆，口苦舌酸，胸满短气，肢体怠惰，面色
萎黄。如中焦虚痞，不任攻击，脏气虚寒，不受峻补，或因病气衰，
食不复常，禀受怯弱，不能多食，尤宜服之。常服育神养气，和补脾
胃，进美饮食。

枇杷叶　薏苡仁　白茯苓　人参　缩砂仁各一两　大腹子　随风
子　杜仲　石斛　藿香叶　木香　沉香　陈皮各三分　谷蘖　槟榔
丁香　五味子　白豆蔻　青皮　桑白皮各半两　白术半两　神曲　半夏
各一分　甘草一两半

消食丸

治脾胃俱虚，不能消化水谷，胸膈痞闷，腹胁时胀，连年累月，
食减嗜卧，口苦无味，虚赢少气。又治胸中有寒，饮食不下，反胃翻
心，霍乱呕吐，及病后新虚，不胜谷气，或因病气衰，食不复常，并
宜服之。

乌梅　干姜各四两　小麦蘖三两　神曲六两二钱

小独圣丸

治脾胃不和，饮食多伤，心腹刺痛，呕哕恶心，噫痞吞酸，干噫食臭，腹胁胀闷，不思饮食。

巴豆三钱　肉桂一斤　硇砂一两　半夏　丁皮　乌梅　干姜　当归　三棱各四两

大七香丸

治男子、妇人脾元气冷，胃气虚乏，不思饮食，心膈噎塞，渐成膈气，脾泄泻利，气刺气注，中酒吐酒，冷痃翻胃，霍乱吐泻，并皆治疗。

香附子一百九十二两　麦蘖一百两　丁香皮三百三十两　缩砂仁　藿香各二百五十两　甘松　乌药各六十四两　肉桂　甘草　陈皮各二百五十两

连翘丸

治男子、妇人脾胃不和，气滞积聚，心腹胀满，干呕醋心，饮食不下，胸膈噎塞，胁肋疼痛，酒积面黄，四肢虚肿，行步不能，但是脾胃诸疾，并宜服之。

连翘　陈皮各二百四十两　青皮　蓬莪术　肉桂　好墨各一百六十两　槟榔八十两　牵牛子二百二十两　三棱二百四十九两　肉豆蔻二十五两

分气紫苏饮

治男子、女人脾胃不和，胸膈噎塞，腹胁疼痛，气促喘急，心下胀闷，饮食不思，呕逆不止。

五味子　桑白皮　陈皮　桔梗　草果仁　大腹皮　甘草　茯苓各三斤

木香饼子

治脾经虚冷，胃脘寒痰，胸膈噎痞，口淡舌涩，心腹撮痛，呕逆宿水，胁下疼闷，喘满气急，倦怠少力，全不思食。常服宽胸膈，散滞气，消停寒，美饮食。

缩砂仁二十二两　檀香四两　甘松洗，五两　丁香四两半　蓬莪术二十两

木香二两半

温中良姜丸

温脾胃，顺三焦。治寒痰聚结，气壅不通，食即辄吐，咽膈噎闷，两胁肋疠刺，呕吐哕逆，噫醋恶心，中满短气，噫闻食臭，及疗留饮肠鸣，湿泄、冷泻注下不止。常服健脾胃，美饮食，辟寒邪，养正气。

高良姜四斤　干姜　白术各二斤四两　肉桂二十八两　甘草一斤

夺命抽刀散

治男子、妇人脾胃积冷，中焦不和，心下虚痞，腹中疼痛，胸胁逆满，噫塞不通，呕吐冷痰，饮食不下，噫气吞酸，口苦无味，不思饮食，妇人久患血气刺痛，不可忍者。

干姜　良姜各二十两　糯米二十五两　石菖蒲二十二两

烧脾散

治脾胃虚弱，久寒积冷，心气脾痛，冷痰翻胃，脐腹刺痛，呕吐恶心，不思饮食，及疗妇人血气攻刺，腹胁撮痛，服之立效。

赤芍药　干姜各六两半　良姜十两　甘草四两

进食散

治脾胃虚冷，不思饮食，及久病人脾虚全不食者，只一二服顿觉能食。

青橘皮　陈皮　高良姜　肉桂　甘草各一分　草果肉　川乌头各三个　诃子五个

丁香煮散

治脾脏伏冷，胃脘受寒，胸膈痞闷，心腹刺痛，痰逆恶心，寒嗽

中满，脏腑虚滑，饮食减少，翻胃吐逆，四肢逆冷。但是沉寒痼冷，无问久新，功效不可俱述。

丁香　红豆　青皮　甘草　川乌　陈皮　干姜　良姜各四两　益智五两半　胡椒二两

二姜丸

养脾温胃，去冷消痰。大治心脾疼痛，宽胸下气，进美饮食。疗一切冷物所伤，并皆治之。

干姜　良姜等分

姜合丸

治男子、妇人气血虚弱，久积阴冷，留滞不化，结聚成形，心腹膨胀，刺痛成阵，上连胸胁；或脾胃久虚，内伤冷物，泄泻注下，腹痛肠鸣；或久痢纯白，时下青黑，肠滑不禁。又治胃脘停痰，呕吐吞酸，痞塞不通，不思饮食，身体沉重，面色萎黄；或久患心脾疼痛，服之永除根本。

丁香　木香　人参各一两　白术　青皮　陈皮各二两　附子二两半　厚朴　肉豆蔻各二两　干姜三两

蟠葱散

治男子、妇人脾胃虚冷，攻筑心腹，连胁肋刺痛，胸膈痞闷，背膊连项拘急疼痛，不思饮食，时或呕逆，霍乱转筋，腹冷泄泻，膀胱气刺，小肠及外肾肿痛，及治妇人血气攻刺，癥瘕块硬，带下赤白，或发寒热，胎前产后恶血不止，脐腹疼痛。应一切虚冷，不思饮食，并宜服之。

延胡索三两　苍术　甘草各半斤　茯苓　蓬莪术　三棱　青皮各六两　丁皮　缩砂　槟榔各四两　肉桂　干姜各二两

参苓壮脾丸

治脾胃虚弱，胸膈痞闷，胁肋胀满，心腹刺痛，反胃吐食，口苦吞酸，胸满短气，肢体怠惰，面色萎黄，及中焦痞，不任攻击，脏腑虚寒，不受峻补，或因病气衰，食不复常，禀受怯弱，不能饮食，及久病泄痢，肠胃虚滑，并宜服之。

人参　白术　茯苓　肉桂　缩砂　干姜　胡椒　麦蘖　神曲　山药　白扁豆等分

人参煮散

治脾胃不和，中脘气滞，心腹胀痛，不思饮食，宿寒留饮，停积不消，或因饮冷过度，内伤脾气，呕吐痰逆，寒热往来，或时汗出。又治肠胃冷湿，泄泻注下，水谷不分，腹中雷鸣，胁肋虚满。兼疗伤寒阴盛，四肢逆冷。

人参四两　青皮十二两　甘草十两　干姜六两　三棱十二两　芍药一斤　丁皮六两　茯苓　苍术各半斤

十八味丁沉透膈汤

治脾胃不和，中寒上气，胁肋胀满，心腹疠痛，痰逆恶心，或时呕吐，饮食减少，十膈五噎，痞塞不通，噫气吞酸，口苦失味，并皆主之。

白术二两　香附　人参　缩砂仁各一两　丁香　麦蘖　肉豆蔻　白豆蔻　木香　青皮各半两　甘草一两半　半夏二钱半　藿香　厚朴各七钱半　神曲　草果各二钱半　沉香　陈皮各七钱半

腽肭脐丸

补虚壮气，暖背祛邪，益精髓，调脾胃，进饮食，悦颜色。治五劳七伤，真气虚惫，脐腹冷痛，肢体酸疼，腰背拘急，脚膝缓弱，面色黧黑，肌肉消瘦，目暗耳鸣，口苦舌干，腹中虚鸣，胁下刺痛，饮食无味，心常惨戚，夜多异梦，昼少精神，小便滑数，时有余沥，房室不举，或梦交通，及一切风虚瘤冷，并宜服之。

腽肭脐一对　硇砂二两　精羊肉　羊髓各一斤　沉香　神曲各四两　阳起石　人参　补骨脂　钟乳粉　巴戟　川芎　肉豆蔻　紫苏子　枳壳　木香　荜澄茄　胡芦巴　天麻　青皮　丁香　茴香各二两　肉桂　槟榔　蒺藜子　大腹子各二两半　山药一两半　苁蓉四两　白豆蔻一两　大附子八两

菟丝子丸

治肾气虚损，五劳七伤，少腹拘急，四肢酸疼，面色黧黑，唇口干燥，目暗耳鸣，心忡气短，夜梦惊恐，精神困倦，喜怒无常，悲忧不乐，饮食无味，举动乏力，心腹胀满，脚膝痿缓，小便滑数，房室不举，股内湿痒，水道涩痛，小便出血，时有余沥，并宜服之。久服填骨髓，续绝伤，补五脏，去万病，明视听，益颜色，轻身延年，聪耳明目。

菟丝子　泽泻　鹿茸　石龙芮　肉桂　附子各一两　石斛　熟干地黄　白茯苓　牛膝　续断　山茱萸　肉苁蓉　防风　杜仲　补骨脂　荜澄茄　沉香　巴戟　茴香各三分　五味子　桑螵蛸　芎䓖　覆盆子各半两

金钗石斛丸

治真气不足，元脏虚弱，头昏面肿，目暗耳鸣，四肢疲倦，百节酸疼，脚下隐痛，步履艰难，肌体羸瘦，面色黄黑，鬓发脱落，头皮肿痒，精神昏困，手足多冷，心胸痞闷，绕脐刺痛，膝胫酸疼，不能久立，腰背拘急，不得俯仰，两胁胀满，水谷不消，腹痛气刺，发歇无时，心悬噫醋，呕逆恶心，口苦咽干，吃食无味，恍惚多忘，气促喘乏，夜梦惊恐，心忪盗汗，小便滑数，或水道涩痛，一切元脏虚冷之疾，并能治之。常服补五脏，和血脉，驻颜色，润发，进食肥肌，大壮筋骨。

川椒　胡芦巴　巴戟天　地龙各四两　苍术　乌药各十六两　川乌头　羌活　茴香　赤小豆　马蔺子　金铃子　石斛各八两　青盐二两

茴香丸

治丈夫元脏久虚，冷气攻冲，脐腹绞痛，腰背拘急，面色萎黄，饮食减少，及膀胱、小肠气痛，并肾脏风毒，头面虚浮，目暗耳鸣，脚膝少力，肿痛生疮。妇人血脏虚冷，食减少力，肢体疼痛，并宜服之。久服补虚损，除风冷，壮筋骨，明耳目。

威灵仙　川乌　陈皮　防风　川楝子　草薢各三两　乌药五两　川椒二两　赤小豆　茴香各八两　地龙七两

玉霜丸

治真气虚惫，下焦伤竭，脐腹弦急，腰脚软痛，精神困倦，面色枯槁，或亡血盗汗，遗沥失精，大便自利，小便滑数，肌肉消瘦，阳事不举。久服续骨联筋，秘精坚髓，延年保命，却老还童，安魂定魄，换肌秘气，轻身壮阳，益寿住世。

天雄十两　磁石　朱砂　泽泻　牛膝　石斛　苁蓉　巴戟各二两　茴香　肉桂各一两　家韭子　菟丝子各五两　牡蛎　紫梢花各三两　鹿茸半两　白龙骨一斤

安肾丸

治肾经久积阴寒，膀胱虚冷，下元衰惫，耳重唇焦，腰腿肿疼，脐腹撮痛，两胁刺胀，小腹坚疼，下部湿痒，夜梦遗精，恍惚多惊，皮肤干燥，面无光泽，口淡无味，不思饮食，大便溏泄，小便滑数，精神不爽，事多健忘。常服补元阳，益肾气。

肉桂　川乌各十六两　桃仁　白蒺藜　巴戟　山药　茯苓　肉苁蓉

石斛　萆薢　白术　破故纸<small>各四十八两</small>

麝香鹿茸丸

益真气，补虚惫。治下焦伤竭，脐腹绞痛，两胁胀满，饮食减少，肢节烦疼，手足麻痹，腰腿沉重，行步艰难，目视茫茫，夜梦鬼交，遗泄失精，神情不爽，阳事不举，小便滑数，气虚肠鸣，大便自利，虚烦盗汗，津液内燥，并宜服。

鹿茸<small>七十两</small>　熟干地黄<small>十斤</small>　附子<small>一百四十个</small>　牛膝<small>一斤四两</small>　杜仲<small>三斤半</small>　五味子<small>二斤</small>　山药<small>四斤</small>　肉苁蓉<small>三斤</small>

朴附丸

治脾元虚弱，饮食迟化，食必多伤，腹痛肠鸣，脏腑滑泄，昼夜无度，胃气虚损，不美饮食，呕哕恶涎。此药性温，兼治翻胃恶心，及久患脾泄冷泻之人，最宜服此。

厚朴　附子<small>各一斤</small>　神曲<small>八两</small>　干姜<small>三斤</small>

四神丹

治百病，补五脏，远疫疠，却岚瘴，除尸疰蛊毒，辟鬼魅邪气。大治男子、妇人真元虚损，精髓耗伤，形羸气乏，中满下虚，致水火不交，及阴阳失序，精神困倦，面色枯槁，亡血盗汗，遗沥失精，大便自利，小便滑数，梦寐惊恐，阳事不举，腰腿沉重，筋脉拘挛，及治一切沉寒痼冷，痃癖疝瘕，脐腹绞痛，久泻久痢，伤寒阴证，脉候沉微，身凉自汗，四肢厥冷。妇人百病，胎脏久冷，绝孕无子，赤白带下，月候不调，服诸药久不瘥，悉皆主之。此丹假阴阳造化之功，得天地中和之气，即与寻常一煅一炼僭燥丹药功效不同。此丹活血实髓，安魂定魄，悦泽颜色，轻身保寿。苟不恃药力纵情欲，久久服之，可通仙道。

雄黄　雌黄　硫黄　朱砂<small>各五两</small>

沉香鹿茸丸

治真气不足，下元冷惫，脐腹绞痛，胁肋虚胀，脚膝缓弱，腰背拘急，肢体倦怠，面无精光，唇口干燥，目暗耳鸣，心松气短，夜多异梦，昼少精神，喜怒无时，悲忧不乐，虚烦盗汗，饮食无味，举动乏力，夜梦鬼交，遗泄失精，小便滑数，时有余沥，阴间湿痒，阳事不兴，并宜服之。

沉香一两　附子四两　巴戟二两　鹿茸三两　熟干地黄六两　菟丝子六两

椒附丸

补虚壮气，温和五脏。治下经不足，内挟积冷，脐腹弦急，痛引腰背，四肢倦怠，面色黧黑，唇口干燥，目暗耳鸣，心松短气，夜多异梦，昼少精神，时有盗汗，小便滑数，遗沥白浊，脚膝缓弱，举动乏力，心腹胀满，不进饮食，并宜服之。

附子　川椒　槟榔各半两　陈皮　牵牛　五味子　石菖蒲　干姜各一两

苁蓉大补丸

治元脏虚惫，血气不足，白浊遗泄，自汗自利，口苦舌干，四肢羸瘦，妇之诸虚，皆主之。

木香　附子　茴香　肉苁蓉　川椒各十两　巴戟　牛膝　白蒺藜　桃仁　黄芪　泽泻　胡芦巴　五味子各五两　槟榔　天麻　桂心　川芎　羌活各二两

钟乳白泽丸

治丈夫诸虚百损，五劳七伤，真气不足，元脏不固，神志俱耗，筋力顿衰，头目眩晕，耳内虚鸣，心腹急痛，气逆呕吐，痰嗽喘促，胸膈胀闷，脾泄下痢，遗精便浊，厥冷自汗，脉微欲绝。妇人血海虚冷，崩漏不止，赤白带下，经候不调，脐腹时痛，面无颜色，饮食不进。但是一切虚劳之疾，并宜服之。

白檀香　滴乳香各一两　阳起石　附子各一两半　钟乳粉二两　麝香一钱

三建汤

治真气不足，元阳久虚，寒邪攻冲，肢节烦疼，腰背酸痛，自汗厥冷，大便滑泄，小便白浊，及中风涎潮，不省人事，伤寒阴证，厥逆脉微，皆可服之。

天雄　附子　大川乌等分

平胃散

治脾胃不和，不思饮食，心腹胁肋胀满刺痛，口苦无味，胸满短气，呕哕恶心，噫气吞酸，面色萎黄，肌体瘦弱，怠惰嗜卧，体重节痛，常多自利，或发霍乱，及五噎八痞，膈气反胃，并宜服。

苍术五斤　厚朴　陈皮各三斤二两　甘草三十两

紫雪

疗脚气毒遍内外，烦热不解，口中生疮，狂易叫走，瘴疫毒疠，卒死温疟，五尸五疰，心腹诸疾，疔刺切痛，及解诸热药毒发，邪热卒黄等，并解蛊毒鬼魅，野道热毒。又治小儿惊痫百病。

黄金一百两　石膏　寒水石　磁石　滑石各三斤　犀角屑　羚羊角屑　青木香　沉香各五两　玄参　升麻各一斤　甘草八两　丁香一两　朴硝十斤　硝石四升　麝香当门子一两二钱半　朱砂三两

红雪通中散

治烦热黄疸，脚气温瘴，解酒毒，消宿食，开三焦，利五脏，爽精神，除毒热，破积滞，去脑闷。治眼昏，头痛鼻塞，口疮重舌，肠痛，喉闭，及伤寒狂躁，胃烂发斑等病，并宜服之。

赤芍药　人参　槟榔　枳壳　淡竹叶　甘草　木香各二两　羚羊角屑　升麻　黄芩各三两　栀子　葛根　桑白皮　木通　大青　蓝叶各一两半　川朴硝十斤　苏枋六两　朱砂一两　麝香半两

洗心散

治风壅壮热，头目昏痛，肩背拘急，肢节烦疼，热气上冲，口苦唇焦，咽喉肿痛，痰涎壅滞，涕唾稠黏，心神烦躁，眼涩睛疼，及寒壅不调，鼻塞声重，咽干多渴，五心烦热，小便赤涩，大便秘滞，并宜服之。

白术一两半　麻黄　当归　荆芥穗　芍药　甘草　大黄各六两

凉膈散

治大人、小儿腑脏积热，烦躁多渴，面热头昏，唇焦咽燥，舌肿喉闭，目赤鼻衄，颔颊结硬，口舌生疮，痰实不利，涕唾稠黏，睡卧不宁，谵语狂妄，肠胃燥涩，便溺秘结，一切风壅，并宜服之。

川大黄　朴硝　甘草各二十两　山栀子仁　薄荷叶　黄芩各十两　连翘二斤半

龙脑饮子

治大人、小儿蕴积邪热，咽喉肿痛，赤眼口疮，心烦鼻衄，咽干多渴，睡卧不宁，及除痰热咳嗽，中暑烦躁，一切风壅，并宜服之。

缩砂仁　栝蒌根各三两　藿香叶二两四钱　石膏四两　甘草十六两　大栀子仁十二两

胜冰丹

治三焦壅盛，上冲头目，赤热疼痛，口舌生疮，咽喉不利，咽物有碍，神思昏闷，并皆治之。

白药子一两半　山豆根　红内消　黄药子　甘草　黄连各二两　麝

香　龙脑_{各二钱}

真珠散

治丈夫、妇人五脏积热，毒气上攻，心胸烦闷，口干舌燥，精神恍惚，心忪闷乱，坐卧不宁，并宜服之。

栝蒌根末　琥珀　真珠粉　寒水石　铁粉　朱砂　甘草末　川大黄　牙硝_{等分}

灵液丹

治一切风热，脏腑积热，毒气上攻，胸膈烦躁，口舌干涩，心神壅闷，咽嗌不利，饮食无味，并皆治之。

乌梅　寒水石　栝蒌根　石膏　葛根　赤茯苓_{各一两}　麦门冬_{一两半}　龙脑_{一钱}

碧雪

治一切积热，咽喉肿痛，口舌生疮，心中烦躁，咽物妨闷，或喉闭壅塞，水浆不下，天行时疫，发狂昏愦，并皆治之。

芒硝　青黛　石膏　寒水石　朴硝　硝石　甘草　马牙硝_{等分}

龙脑鸡苏丸

除烦解劳，消谷下气，散胸中郁热，主肺热咳嗽，治鼻衄吐血，血崩下血，血淋、热淋、劳淋、气淋，止消渴，除惊悸，凉上膈，解酒毒。又治胃热口臭，肺热喉腥，脾疸口甜，胆疸口苦。常服聪耳明目，开心益智。

柴胡_{二两}　木通　阿胶　蒲黄　人参_{各二两}　麦门冬_{四两}　黄芪_{一两}鸡苏_{一斤}　甘草_{一两半}　生干地黄末_{六两}

三黄丸

治丈夫、妇人三焦积热，上焦有热，攻冲眼目赤肿，头项肿痛，口舌生疮；中焦有热，心膈烦躁，不美饮食；下焦有热，小便赤涩，大便秘结；五脏俱热，即生疽疖疮痍，及治五般痔疾，粪门肿痛，或下鲜血。

黄连　黄芩　大黄_{各十两}

八正散

治大人、小儿心经邪热，一切蕴毒，咽干口燥，大渴引饮，心忪面热，烦躁不宁，目赤睛疼，唇焦鼻衄，口舌生疮，咽喉肿痛。又治小便赤涩，或癃闭不通，及热淋、血淋，并宜服之。

车前子　瞿麦　萹蓄　滑石　山栀子仁　甘草　木通　大黄_{各一斤}

甘露丸

治大人、小儿风壅痰热，心膈烦躁，夜卧不安，谵语狂妄，目赤鼻衄，口燥咽干。疗中暑，解热毒。

铅白霜　龙脑_{各三分}　牙硝_{三两}　甘草_{一两}　寒水石_{三十二两}

牛黄凉膈丸

治风壅痰实，蕴积不散，头痛面赤，心烦潮躁，痰涎壅塞，咽膈不利，精神恍惚，睡卧不安，口干多渴，唇焦咽痛，颔颊赤肿，口舌生疮。

牛黄_{一两一分}　南星_{七两半}　甘草_{十两}　柴石英　麝香　龙脑_{各五两}　牙硝　寒水石粉　石膏_{各二十两}

抱龙丸

治风壅痰实，头目昏眩，胸膈烦闷，心神不宁，恍惚惊悸，痰涎壅塞，及治中暑烦渴，阳毒狂躁。

雄黄_{四两}　白石英　生犀角　麝香　朱砂_{各一两}　藿香叶_{二两}　天南星_{十六两}　牛黄_{半两}　阿胶_{三两}　金箔　银箔_{各五十片}

麦门冬散

治丈夫、妇人蕴积邪热，心胸烦闷，咽干口燥，睡卧不安；或大、小肠不利，口舌生疮，并皆治之。

小草　黄连　升麻　犀角屑　甘草　枳壳　黄芩　大青_{各半两}
芒硝_{一两}　麦门冬_{三分}

妙香丸

治丈夫、妇人时疾，伤寒，解五毒，治潮热、积热，及小儿惊痫，百病等疾，并皆治之。

巴豆_{三百一十五粒}　牛黄　龙脑　腻粉　麝香_{各三两}　辰砂_{九两}　金箔_{九十箔}

甘露饮

治丈夫、妇人、小儿胃中客热，牙宣口气，齿龈肿烂，时出脓血，目睑垂重，常欲合闭；或即饥烦，不欲饮食，及赤目肿痛，不任凉药，口舌生疮，咽喉肿痛，疮疹已发未发，皆可服之。又疗脾胃受湿，瘀热在里，或醉饱房劳，湿热相搏，致生疸病，身面皆黄，肢体微肿，胸满气短，大便不调，小便黄涩，或时身热，并皆治之。

枇杷叶　干熟地黄　天门冬　枳壳　山茵陈　生干地黄　麦门冬
石斛　甘草　黄芩_{等分}

五淋散

治肾气不足，膀胱有热，水道不通，淋沥不宣，出少起多，脐腹急痛，蓄作有时，劳倦即发，或尿如豆汁，或如砂石，或冷淋如膏，或热淋便血，并皆治之。

赤茯苓_{六两}　当归　甘草_{各五两}　赤芍药　山栀子仁_{各二十两}

消毒犀角饮

治大人、小儿内蕴邪热，咽膈不利，痰涎壅嗽，眼赤睑肿，腮项结核，痈肿毒聚，遍身风疹，瘰毒赤瘰，及疮疹已出未出，不能快透，并皆治疗。小儿疹痘欲出，已出热未解，急进此药三四服，快透消毒，应手神效。

防风八两　荆芥穗　甘草各一十六两　鼠粘子六十四两

麻仁丸

顺三焦，和五脏，润肠胃，除风气。治冷热壅结，津液耗少，令人大便秘难，或闭塞不通。若年高气弱，及有风人大便秘涩，尤宜服之。

枳壳　白槟榔　菟丝子　山蓣　防风　山茱萸　车前子　肉桂各一两半　木香　羌活各一两　郁李仁　大黄　麻仁各四两

导赤丸

治心肾凝滞，膀胱有热，小便不通，风热相搏，淋沥不宣；或服补药过多，水道塞涩，出少起数，脐腹急痛，攻注阴间；或心肺壅热，面赤心忪，口干烦渴，及痈肿发背，血脉瘀闭。服此排脓，内消肿毒，疏导心经邪热，应内蕴风热，五般淋疾，并皆治之。

赤芍药　茯苓　滑石各四两　生干地黄　木通各半斤　大黄十五两　山栀子仁一十二两

导赤散

治大人、小儿心经内虚，邪热相乘，烦躁闷乱，传流下经，小便赤涩淋涩，脐下满痛。

生干地黄　木通　甘草等分

钟乳健脾丸

治男子、妇人虚损羸瘦，身体沉重，脾胃冷弱，饮食不消，腹胀雷鸣，泄泻不止。又治肠虚积冷，下利清谷，或下纯白，腹中疞痛，及久痢赤白，肠滑不禁，少气羸困，不思饮食，并宜服。

肉桂　人参　黄连　干姜　龙骨　当归　石斛　大麦蘖　茯苓
细辛　神曲　赤石脂_{各二两}　蜀椒_{六两}　附子_{一两}　钟乳粉_{三两}

朝真丹

治肠胃虚弱，内受风冷，或饮食生冷，内伤脾胃，泄泻暴下，日夜无度，肠鸣腹痛，手足厥寒。

硫黄_{三十两}　朱砂_{三两一钱}　白矾_{七两半}

驻车丸

治一切下痢，无问新久，及冷热脓血，肠滑里急，日夜无度，脐腹绞痛不可忍者。

阿胶　当归_{各十五两}　黄连_{三十两}　干姜_{十两}

诃黎勒丸

治肠胃虚弱，内受风冷，水谷不化，泄泻注下，腹痛肠鸣，胸满短气。又治肠胃积寒，久利纯白，或有青黑，日夜无度，及脾胃伤冷，暴泻不止，手足逆冷，脉微欲绝，并宜服之。

诃黎勒皮　川乌头　缩砂仁　白矾_{各四十两}　肉豆蔻　木香　干姜_{各二十两}　龙骨　赤石脂_{各八十两}

大温脾丸

治脾胃虚弱，冷气攻冲，饮食不化，心腹胀痛，呕吐吞酸，痞噎不通，肠鸣泄利，水谷不分，面黄肌瘦，食减嗜卧，并皆治之。常服温脾益胃，消谷进食。如久虚痼冷，食少伤多，尤宜常服。

吴茱萸　大麦蘖　肉桂_{各五两}　甘草　桔梗　人参　干姜_{各三两}
附子　细辛_{各二两}　神曲_{三两一钱}　枳实_{一分半}

黄连阿胶丸

治肠胃气虚，冷热不调，下痢赤白，状如鱼脑，里急后重，脐腹疼痛，口燥烦渴，小便不利。

阿胶一两　黄连三两　茯苓二两

神效胡粉丸

治肠胃虚滑，下利无度，赤白相杂，脐腹疗痛，里急后重，减食羸瘦，或经久未瘥，并宜服之。

胡粉　乌贼鱼骨　阿胶各四十两　白矾　龙骨各八十两　密陀僧二十两

桃花丸

治肠胃虚弱，冷气乘之，脐腹搅痛，下痢纯白，或冷热相搏，赤白相杂，肠滑不禁，日夜无度。

赤石脂　干姜等分

诃黎勒散

治脾胃虚弱，内挟冷气，心胁脐腹胀满刺痛，呕吐恶心，饮食减少，肠鸣泄利，水谷不化，怠惰少力，渐向瘦弱。

青皮　诃子皮各四十两　附子十斤　肉桂五斤　肉豆蔻四十两

木香散

治脾胃虚弱，内挟风冷，泄泻注下，水谷不化，脐下疗痛，腹中雷鸣，胸膈痞闷，胁肋虚胀，及积寒久利，肠滑不禁，肢体羸困，不进饮食。

丁香　木香　当归　肉豆蔻仁　甘草各二十两　附子　赤石脂各十两　藿香叶四十两　诃子皮十五两

七枣汤

治脾胃虚弱，内受寒气，泄泻注下，水谷不分，腹胁胀满，脐腹疗痛，心下气逆，腹中虚鸣，呕吐恶心，胸膈痞闷，困倦少力，不思饮食。

茴香　川乌　缩砂仁各八两　厚朴一斤　益智半斤　干姜四两　甘草

六两

赤石脂散

治肠胃虚弱，水谷不化，泄泻注下，腹中雷鸣，及冷热不调，下痢赤白，肠滑腹痛，遍数频多，胁肋虚满，胸膈痞闷，肢体困倦，饮食减少。

赤石脂　甘草各五两　缩砂仁二十两　肉豆蔻四十两

纯阳真人养脏汤

治大人、小儿肠胃虚弱，冷热不调，脏腑受寒，下痢赤白，或便脓血，有如鱼脑，里急后重，脐腹疗痛，日夜无度，胸膈痞闷，胁肋胀满，全不思食，及治脱肛坠下，酒毒便血，诸药不效者，并皆治之。

人参　当归　白术各六钱　肉豆蔻半两　肉桂　甘草各八钱　白芍药一两六钱　木香一两四钱　诃子一两二钱　罂粟壳三两六钱

御米汤

治久患痢疾，或赤或白，脐腹疗痛，里急后坠，发歇无时，日夕无度，及下血不已，全不入食，并皆主之。

厚朴十两　罂粟壳　白茯苓　甘草各五两　人参　干姜各二两半

金粟汤

治丈夫、妇人、室女、小儿一切下痢，无问新久，冷热不调，日夜无度，脐腹绞痛即痢，肢体困倦，小便闭涩，不思饮食，渐加赢瘦。又治伤生冷，脾胃怯弱，饮食不消，腹胀雷鸣，泄泻不止，连月不瘥，并宜服之。

陈皮一两一分　车前子四两　干姜二两　甘草　罂粟壳各半斤

狗头骨丸

治久患下痢，脐腹疗痛，所下杂色，昼夜不止；或其人久虚，频下肠垢，谓之恶痢，并能治之。

赤石脂　败龟　干姜_{各半两}　肉豆蔻　附子_{各一两}　狗头骨_{一两}

肉豆蔻丸

治气泻，疗脾胃气虚弱，饮食减少。

诃黎勒皮　龙骨　木香_{各三分}　丁香_{三两}　肉豆蔻仁　缩砂仁_{各一两}
赤石脂　白矾灰_{各半两}

肉豆蔻散

治脾胃气虚，腹胁胀满，水谷不消，脏腑滑泻，腹内虚鸣，困倦少力，口苦舌干，不思饮食，日渐瘦弱，并宜服之。

苍术_{八两}　茴香　肉桂　川乌　诃子皮_{各二两}　干姜　厚朴　陈皮
肉豆蔻　甘草_{各四两}

三神丸

治清浊不分，泄泻注下，或赤或白，脐腹疞痛，里急后重，并宜服之。

草乌_{三枚}

丁香豆蔻散

治脾胃虚弱，宿寒停积，或饮食生冷，内伤脾胃，泄泻注下，水谷不化，胸满短气，呕逆恶心，脐腹疞痛，胁肋胀满，腹内虚鸣，饮食减少，及积寒久痢，纯白或白多赤少，日夜无度，或脾胃虚寒，泄泻日久，愈而复发者，并宜服之。

京三棱　木香　厚朴　芍药　肉豆蔻　人参　干姜　茯苓_{各五两}
吴茱萸　甘草　丁香_{各三两半}　苍术_{七两}

如神止泻丸

治脏腑虚寒，脾胃受湿，泄泻无度，肠鸣腹痛，不进饮食，渐致
嬴瘦，并宜服之。

半夏　苍术各半斤　川乌四两

灵砂丹

治脏腑怯弱，内有积滞，脐腹撮痛，下痢脓血，日夜无度，里急后重，肠鸣腹胀，米谷不化，少气困倦，不思饮食，或发寒热，渐至羸瘦。

硝石　信州砒霜　腻粉　粉霜各半两　黄丹　枯矾各一两半　朱砂一两　乳香　桂府滑石各一两

神仙聚宝丹

治妇人血海虚寒，外乘风冷，搏结不散，积聚成块，或成坚瘕，及血气攻注，腹胁疼痛，小腹急胀，或时虚鸣，面色萎黄，肢体浮肿，经候欲行，先若重病，或多或少，带下赤白，崩漏不止，惊悸健忘，小便频数，或下白水，时发虚热，盗汗羸瘦。此药不问胎前、产后、室女，并宜服之。常服安心神，去邪气，逐败血，养新血，令人有子。

没药　琥珀　木香　当归各一两　辰砂　麝香各一钱　滴乳香一分

五积散

调中顺气，除风冷，化痰饮。治脾胃宿冷，腹胁胀痛，胸膈停痰，呕逆恶心，或外感风寒，内伤生冷，心腹痞闷，头目昏痛，肩背拘急，肢体怠惰，寒热往来，饮食不进，及妇人血气不调，心腹撮痛，经候不调，或闭不通，并宜服之。

白芷　川芎　甘草　茯苓　当归　肉桂　芍药　半夏各三两　陈皮　枳壳　麻黄各六两　苍术二十四两　干姜四两　桔梗十二两　厚朴四两

大圣散

治妇人血海虚冷，久无子息，及产后败血冲心，中风口噤，子死腹中，擘开口灌药，须臾生下，便得无恙。治堕胎，腹中攻刺疼痛，横生逆产，胎衣不下，血晕、血癖、血滞、血崩、血入四肢，应血脏有患，及诸种风气，或伤寒吐逆咳嗽，寒热往来，遍身生疮，头痛恶心，经脉不调，赤白带下，乳生恶气，胎脏虚冷，数曾堕胎，崩中不定，因此成疾，及室女经脉不通，并宜服之。常服暖子宫，和血气，悦颜色，退风冷，消除万病。兼疗丈伤，五劳七伤，虚损等病。

泽兰　石膏各二两　卷柏　白茯苓　防风　厚朴　细辛　柏子仁桔梗　吴茱萸各一两　五味子　人参　藁本　干姜　川椒　白芷　白术　黄芪　川乌　丹参各三分　芜荑　甘草　川芎　芍药　当归各一两三分　白薇　阿胶各半两　肉桂一两一分　生干地黄一两半

黑神散

治妇人产后恶露不尽，胞衣不下，攻冲心胸痞满，或脐腹坚胀撮疼，及血晕神昏，眼黑口噤，产后瘀血诸疾，并皆治之。

黑豆半升　熟干地黄　当归　肉桂　干姜　甘草　芍药　蒲黄各四两

当归丸

治产后虚羸，及伤血过多，虚竭少气，脐腹拘急，痛引腰背，面白脱色，嗜卧不眠，唇口干燥，心忪烦倦，手足寒热，头重目眩，不思饮食；或劳伤冲任，内积风冷，崩中漏下，淋沥不断，及月水将行，腰腿重疼，脐腹急痛。及治男子、妇人从高坠下，内有瘀血、吐血、下血等病。

真蒲黄三分半　熟干地黄十两　阿胶　当归　续断　干姜　甘草芎劳各四两　附子　白芷　白术　吴茱萸各三两　肉桂　白芍药各二两

当归建中汤

治妇人一切血气虚损，及产后劳伤，虚羸不足，腹中疞痛，吸吸少气，少腹拘急，痛引腰背，时自汗出，不思饮食。

当归四两　肉桂三两　甘草二两　白芍药六两

四顺理中丸

治新产血气俱伤，五脏暴虚，肢体羸乏，少气多汗。才产直至百晬，每日常服，壮气补虚，调养脏气，蠲除余疾，消谷嗜食。

甘草二两　人参　干姜　白术各一两

方名索引

二画

二姜丸　68

十八味丁沉透膈汤　69

丁沉丸　56

丁沉煎丸　61

丁香五套丸　62

丁香豆蔻散　83

丁香煮散　67

七气汤　59

七圣散　55

七枣汤　81

八正散　77

人参丁香散　61

人参煮散　69

九痛丸　59

三画

三生饮　55

三建汤　74

三神丸　83

三黄丸　76

大七香丸　66

大圣散　84

大沉香丸　57

大温脾丸　80

小独圣丸　66

小续命汤　55

四画

木香饼子　66

木香散　81

五积散　84

五淋散　78

五膈丸　60

五膈宽中散　60

牛黄凉膈丸　77

分气紫苏饮　66

匀气散　57

五画

玉霜丸　71

甘露丸　77

甘露饮　78

龙虎丹　53

龙脑饮子　75

龙脑鸡苏丸　76

平胃散　74

四顺理中丸　86

四神丹　72

生气汤　59

白沉香散　58

六画

朴附丸　72

夺命抽刀散　67

至宝丹　52

当归丸　85

当归建中汤　85

肉豆蔻丸　83

肉豆蔻散　83

安肾丸　71
安息香丸　56
导赤丸　79
导赤散　79
如神丸　58
如神止泻丸　83
红雪通中散　74

七画

麦门冬散　78
进食散　67
赤石脂散　82
苁蓉大补丸　73
苏合香丸　64
连翘丸　66
沉香鹿茸丸　73
诃黎勒丸　80
诃黎勒散　81
灵宝丹　52
灵砂丹　84
灵液丹　76
妙香丸　78
纯阳真人养脏汤　82

八画

抱龙丸　77
金钗石斛丸　70
金粟汤　82
乳香宣经丸　54
狗头骨丸　82
参苓壮脾丸　69
驻车丸　80
经进地仙丹　56

九画

草豆蔻散　61

茴香丸　71
骨碎补丸　54
钟乳白泽丸　73
钟乳健脾丸　79
胜冰丹　75
养气丹　63
养正丹　63
养脾丸　65
姜合丸　68
娄金丸　53
洗心散　75
活血应痛丸　55
神仙聚宝丹　84
神效胡粉丸　81

十画

盐煎散　58
真珠散　76
桃花丸　81
换腿丸　55
倍术丸　62
烧脾散　67
凉膈散　75
酒癥丸　61
消饮丸　62
消毒犀角饮　78
消食丸　65
润体丸　52

十一画

理中丸　57
黄连阿胶丸　80
菟丝子丸　70
排风汤　54
接气丹　64
麻仁丸　79

十二画

朝真丹　80

椒附丸　73

紫苏子丸　57

紫雪　74

黑神散　85

黑锡丹　63

集香丸　58

御米汤　82

温中化痰丸　62

温中良姜丸　67

温白丸　59

十三画以上

腽肭脐丸　69

煨姜丸　58

碧雪　76

嘉禾散　65

膈气散　60

撞气阿魏丸　61

蟠葱散　68

麝香鹿茸丸　72